护理礼仪与人际沟通

叶萌　马俊　张颖　主编

U0497220

中国出版集团有限公司

世界图书出版公司
上海　西安　北京　广州

图书在版编目（CIP）数据

护理礼仪与人际沟通 / 叶萌，马俊，张颖主编. —
上海 ：上海世界图书出版公司，2024.3
ISBN 978-7-5232-1088-8

Ⅰ. ①护… Ⅱ. ①叶… ②马… ③张… Ⅲ. ①护理—
礼仪②护理学—人际关系学 Ⅳ. ①R47

中国国家版本馆CIP数据核字(2024)第042920号

书　　名	护理礼仪与人际沟通 Huli Liyi yu Renji Goutong
主　　编	叶　萌　马　俊　张　颖
责任编辑	芮晴舟　马　坤
装帧设计	肖沛慧　郁　悦
出版发行	上海世界图书出版公司
地　　址	上海市广中路88号9—10楼
邮　　编	200083
网　　址	http://www.wpcsh.com
经　　销	新华书店
印　　刷	江阴金马印刷有限公司
开　　本	787mm×1092mm　1/16
印　　张	11.25
字　　数	240千字
版　　次	2024年3月第1版　　2024年3月第1次印刷
书　　号	ISBN 978-7-5232-1088-8/R・726
定　　价	62.80元

护理专业“互联网+”融合型教材系列丛书编委会

主任/总主编：沈小平

上海市海外名师、国家外国专家局科教文卫类专家、全国医学高职高专教育研究会护理教育分会副会长、上海市高职高专医药健康类专业教学指导委员会副主任/医药分专业委员会主任、上海思博职业技术学院董事副校长兼卫生技术与护理学院院长

主审：章雅青

教育部护理学专业认证工作委员会副主任委员、教育部高等学校护理学类专业教学指导委员会委员、上海市护理学会护理教育专委会主任、《上海交通大学学报（医学版）》编辑部主任/常务副主编

副主任：

叶　萌　上海思博职业技术学院

杨　蕾　上海城建职业学院

蒋　颖　上海健康医学院

秘书长：

叶　萌　上海思博职业技术学院

编委（以姓氏拼音为序）：

白姣姣　复旦大学附属华东医院
蔡　敏　上海中医药大学附属中西医结合医院
常嘉琪　吉林职工医科大学
程　云　复旦大学附属华东医院
董　萍　上海交通大学医学院附属精神卫生中心
顾妙娟　复旦大学附属华山医院
郭智慧　上海国际医学中心
侯黎莉　上海交通大学医学院附属第九人民医院
胡三莲　上海交通大学医学院附属第六人民医院
李　红　上海交通大学医学院附属国际和平妇幼保健院
李晓静　上海市浦南医院
李玉梅　同济大学附属肺科医院
林　斌　无锡卫生高等职业技术学院
刘晓芯　上海交通大学医学院附属胸科医院
卢敏芳　甘肃省武威职业学院
陆群峰　上海交通大学医学院附属儿童医院
栾　伟　上海中医药大学附属曙光医院
马志华　上海思博职业技术学院
毛燕君　同济大学附属肺科医院
彭　飞　海军军医大学附属长征医院
阮春凤　上海交通大学医学院附属仁济医院
孙　敏　上海市第四康复医院
王　蕾　同济大学附属皮肤病医院
王婷婷　上海立达学院
王　挺　上海城建职业学院
王　莹　上海市第一康复医院
吴景芳　上海震旦职业技术学院
许方蕾　同济大学附属同济医院
杨　雅　上海大华医院
姚　淳　上海济光职业技术学院
俞海萍　同济大学附属东方医院
张　捷　上海中侨职业技术大学
张　林　复旦大学附属上海公共卫生临床中心
张伟英　同济大学附属东方医院
张晓宇　上海东海职业技术学院
张雅丽　上海思博职业技术学院
张　颖　复旦大学附属华东医院
张玉侠　复旦大学附属中山医院
周花仙　复旦大学附属浦东医院
周文琴　上海中医药大学附属龙华医院
周　璇　昆明卫生职业学院
周一峰　上海南湖职业技术学院
朱凌燕　上海交通大学医学院附属第六人民医院
朱唯一　上海交通大学医学院附属瑞金医院
朱晓萍　同济大学附属第十人民医院

《护理礼仪与人际沟通》编写委员会

主　编：叶　萌　马　俊　张　颖

副主编：张　默　孟莉莉　刘　杰

编　者：

叶　萌　上海思博职业技术学院

马　俊　上海交通大学医学院附属第六人民医院

张　颖　复旦大学附属华东医院

张　默　上海思博职业技术学院

孟莉莉　合肥职业技术学院

刘　杰　吉林卫生学校

卢　群　同济大学附属第十人民医院

金欣欣　上海思博职业技术学院

上智云图

使　用　说　明

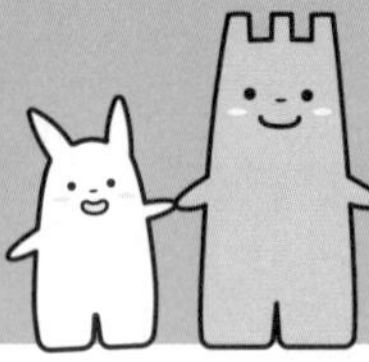

一册教材　=　海量教学资源　=　开放式学堂

微课视频
知识要点
名师示范
扫码即看
备课无忧

教学课件
教学课件
精美呈现
下载编辑
预习复习

在线案例
具体案例
实践分析
加深理解
拓展应用

拓展学习
课外拓展
知识延伸
强化认知
激发创造

素材文件
多样化素材
深度学习
共建共享

“上智云图”为学生个性化定制课程，让教学更简单。

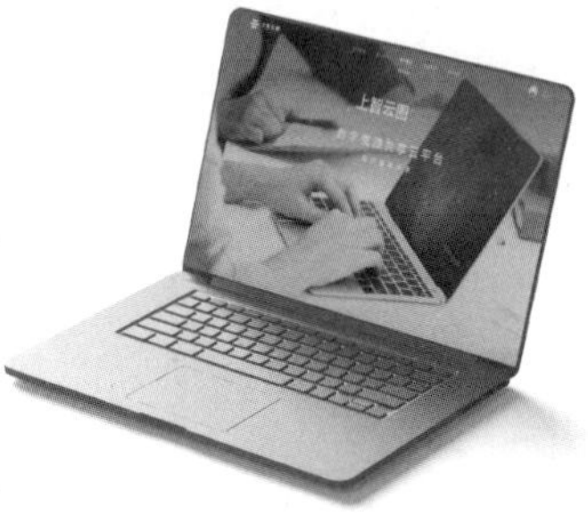

PC 端登录方式：www.szytu.com

详细使用说明请参见网站首页《教师指南》《学生指南》

本教材是基于移动信息技术开发的智能化教材的一种探索。为了给师生提供更多增值服务，由“上智云图”提供本系列教材的所有配套资源及信息化教学相关的技术服务支持。如果您在使用过程中有任何建议或疑问，请与我们联系。

课程兑换码

教材课件获取方式：

1. 课件下载 www.hedubook.com；
2. 上智云图 www.szytu.com；
3. 编辑邮箱 1626182826@qq.com；
4. 电话 （021）52718669。

微信二维码

总序

Prologue

医学教育是卫生健康事业发展的重要基石，作为我国医学教育的重要组成部分，护理高职高专教育为我国医疗卫生行业输送了大批实用技能型人才。本人在国内外医学教育领域学习工作50年，从事护理高职高专教育20年，深感当前编写一套适应现代化、国际化人才培养需求的教材的重要性和迫切性。

2020年9月，国务院办公厅印发《关于加快医学教育创新发展的指导意见》，提出以新理念谋划医学发展、以新定位推进医学教育发展、以新内涵强化医学生培养、以新医科统领医学教育创新，同时强调要“大力发展高职护理专业教育，加大护理专业人才供给”。

为更好地适应新时期医学教育改革发展的要求，培养更多能够满足人民健康需求的高素质、实用型护理人才，上海市高职高专医药健康类专业教学指导委员会规划了护理专业“互联网+”融合型教材共26个品种，旨在更好地为护理教育事业服务，向各级医疗机构输送更多的护理专业人才。

护理专业“互联网+”融合型教材的开发背景及其特色主要表现在以下几个方面：

一、社会对护理人员素质的要求日益提高，护理专业课程备受关注。随着医疗行业的不断发展和升级，对护理人员素质的要求也越来越高，要求具备丰富的专业知识和实践技能，同时具备更高的职业素养。因此，护理专业“互联网+”融合型教材的开发是顺应时代要求的必然选择。

二、护理课程的理论与实际操作相结合，重视实践技能培养。传统的护理教育注重护理知识的掌握，但往往在实践技能培养手段方面有所不足。而护理专业“互联网+”融合型教材强调理论与实践同步，重视实践技能的培养，且教材融入了丰富的“互联网+”教学手段，使学生能够获得更加全面的护理知识和技能。

三、护理课程的国际化发展趋势，力求与国际接轨。随着国际化进程的不断推进，护理课程的国际化发展趋势也越来越明显。护理专业“互联网+”融合型教材融入了国际化教育理念，使学生的知识和技能具有更加广阔的国际视野和竞争力。

四、护理课程的多元化发展趋势，需要满足不同角色和层次的需求。新型护理类高校教材针对不同层次的学生需求，设置了不同难度和深度的知识点，更能满足学生的不同需求。

综上所述，新型护理类高校教材具备理论联系实践、国际化、多元化等特点，对于适应时代要求、提高护理人员素质、满足社会发展需求具有重要意义和价值。

总主编　沈小平

2023年6月于上海

前言

Foreword

近年来护理学科的快速发展，护士角色的多元化，要求护士具备丰富的知识、技能，以及高度的人文修养，使得护理教育领域更加注重护理的人文教育。护士执业考试大纲也纳入了更多人文学科知识，特别是护理礼仪和人际沟通等方面的内容，因为这些人文学科的知识和技能在护理工作中发挥着越来越重要的作用。护理礼仪不仅体现了护士对患者的尊重，也是赢得患者亲睐的一种方式。规范的护理礼仪有助于塑造护士的职业形象，改善护患关系，提升护理质量。人际沟通是连接人与人之间的桥梁，医学领域的发展有赖于高效的人际交流，和谐医疗体系依赖于有效的人际沟通。在复杂的护理工作环境中，护士需要具备良好的人际沟通艺术和能力，以应对复杂的人际关系和当今敏感的医患矛盾。

本教材旨在系统地介绍礼仪和人际沟通的基本知识，特别强调它们在护理领域的应用，紧密结合了理论与护理实践，以满足职业教育“理实一体化”的培养目标。全书共分为十章，将护理礼仪与人际沟通有机融合为一个整体，内容丰富多彩，贴近临床护理工作，融入了新时代特色和文化艺术元素。通过学习本教材，学生可更好地理解和掌握护理专业对礼仪和人际沟通的具体要求和内容，掌握必要的礼仪修养和沟通技能，成长为身心健康、个性完善的护士，以规范的服务实现优质的护理。

本书在编写过程中注重新时代互联网的创新融合，融入了许多新知识、新观点和新方法。同时，为了适应不断发展的教育环境和需求，突出课程思政和线上与线下融合教学的特点，每章均附带学习目标、知识点导图、案例导入、课内实训、拓展阅读，以及思考和练习题等，以帮助学生更好地理解和应用所学内容。我们希望这些资源能够方便广大师生的教学和学习。

本系列教材的总主编是上海思博职业技术学院卫生技术与护理学院院长沈小平教授，编者团队主要由上海各大医院和全国医学院校护理学专业的中青年技术骨干组成，他们拥有丰富的教学和临床经验。编写本书的过程中，编者们参考了大量的相关书籍和文献资料，在此对这些作者表示由衷的感谢。虽然经过反复修改和审阅，但由于编者的水平有限，难免会存在疏漏和不足之处。因此，我们恳请各位专家、护理同仁、广大师生和读者谅解并提出建议，以期不断改进和完善。

叶　萌

2023年10月

目录

Contents

第一章
绪　论

上智云图
数字资源素材

章前引言

《荀子·修身》篇有言：“人无礼则不生，事无礼则不成，国家无礼则不宁。”《论语·尧曰》篇有语：“不知命，无以为君子也；不知礼，无以立也；不知言，无以知人也。”讲“礼”重“仪”是中华民族世代相传的优秀传统。

现代护理教育奠基人弗洛伦斯·南丁格尔说：“护士的工作对象不是冰冷的石块、木头和纸片，而是有热血和生命的人。护理工作是精细艺术中最精细者。其中有一个原因就是护士必须具有一颗同情心和一双愿意工作的手。”礼仪是人与人在日常生活及相互交往中谦敬友好的品质和行为，是一个人的基本品质、道德修养、文明程度和文化水平的体现。护士作为医院的名片，护士的形象体现了整个医院的面貌。在医院文化建设、服务品质提升的市场需求下，提高护士服务礼仪水平意义重大。护理礼仪与人际沟通是护士在职业活动中应遵循的行为规范准则，它能规范护士的仪表、语言、行为，提升护士的素质、修养、气质，有助于护士理解患者、尊重患者，为患者提供全面优质的服务。

学习目标

1.识记礼仪的起源与发展。

2.识记护士修养的内涵。

3.理解礼仪的内涵、原则和作用。

4.掌握护理礼仪与人际沟通的学习方法。

思政目标

1.培养护士修养，具有良好的人文精神和个人素养，具备人文关怀能力。

2.学会提高护理礼仪与修养的方法。

案例导入

某日，小陈一行20位应届毕业生跟随辅导员来到一家知名企业参观学习。

秘书先安排同学们到会议室等待，给大家倒好水后带领辅导员去见企业人力资源部张经理。兴许是天气热和有点累的原因，有几位同学身体瘫软地靠在沙发里，还有同学把空调温度调到很低。秘书回到会议室给大家添水时，大家都是表情木木没什么反应。轮到小陈时，他立刻站起身来双手接过杯子轻声说："谢谢您，辛苦了。"秘书冲他微笑点点头。这时门开了，张经理和辅导员走了进来，小陈连忙站起身，有几位同学也跟着站起来，还有几位依旧倚靠在沙发里。小陈提高嗓音领着几位站起来的同学一起向张经理打招呼，整体声音不大但还算整齐。经理笑着挥了挥手："欢迎同学们过来参观，王秘书，请把企业宣传手册拿给我。"接着张经理亲自给大家发放手册。这时仍有不少同学靠在沙发上，很随意地用一只手接过经理双手递过来的手册，张经理的笑容逐渐消失，来到小陈面前时，脸色已经很不好看了。就在这时，小陈礼貌地站起来，身体微倾，双手接过手册，恭敬地说了一声："谢谢您！"经理不觉眼睛一亮，伸手拍了拍小陈的肩膀问："你叫什么名字？"听完小陈的自我介绍，经理恢复了笑容。早已汗颜的老师看到此景，才微微松了一口气。

2个月后，同学们正在为工作去向奔波，小陈的去向栏里赫然写着这所知名企业。有几位同学颇感不满来找老师。老师看了看这几张稚嫩的脸，笑道："是人家点名要的。其实你们的机会是完全一样的，你们的成绩甚至比小陈还要好，但是除了学习之外，你们需要学的东西还有很多，其中礼是第一课。"

思考题

对于这个结果，您认同吗？您有什么感悟？

第一节　礼仪的起源与发展

《春秋左传正义》云："中国有礼仪之大，故称夏；有服章之美，谓之华。"内有礼仪，外有服章，成就了中华民族的礼仪之邦、文明古国。史学家钱穆先生曾经在接受美国学者访问时说过："要了解中国文化，必须站得更高来看到中国之心，中国文化的核心思想就是礼。"

3 000多年前，周公制礼作乐。"三礼"即《周礼》《仪礼》和《礼记》，流传最古、影响最深，是中国古代礼乐文化最权威的记载。后世的礼仪深受"三礼"的影响。"礼、乐、射、御、书、数"六艺中，"礼"亦居首位。中华礼仪不仅对中国文化和历史影响深远，同时还辐射至国外，尤其对周边国家比如韩国、朝鲜、日本、越南、新加坡等影响深远。学习和了解礼仪的起源与发展，有助于我们更深地认识礼仪的内涵，更好地指导礼仪实践。

一、中华礼仪的起源与发展

（一）中华礼仪的起源

1.源于祭祀　礼的初文是"豊"，甲骨文字形似一个礼器里放着两串贵重的玉。礼的本义是举行仪礼，拜天祭神求福。《孝经》曰："礼者，敬而已矣。"祭祀前沐浴斋戒，整个环节都有细致的规定和严格的仪轨。《礼记·礼运》曰："夫礼之初，始诸饮食，其燔黍捭豚，污尊而抔饮，蒉桴而土鼓，犹若可以致其敬于鬼神。"记载了最早的礼乐仪式，有祭品，还有击鼓作乐。

2.始于孝道　《孟子·滕文公上》中孟子曰："盖上世尝有不葬其亲者。其亲死，则举而委之于壑。他日过之，狐狸食之，蝇蚋姑嘬之。其颡有泚，睨而不视。夫泚也，非为人泚，中心达于面目。盖归反虆梩而掩之。掩之诚是也，则孝子仁人之掩其亲，亦必有道矣。"远古时代尚无丧葬礼仪，彼时通常将亲人遗体弃置于野外沟壑，由于亲人的遗体时常为野兽撕咬吞食、为蚊虫苍蝇吮嘬，子女看后实在不忍，于是运土掩埋。

（二）中华礼仪的发展

我国礼仪起源于原始社会时期，经过数千年的发展，演化为今天我们熟悉的当代礼仪。从历史发展的脉络来看，我国礼仪的发展演变过程大致可分为以下几个阶段。

1.古礼的形成阶段　中华礼仪可以追溯到原始社会，即公元前21世纪的夏朝之前。考古学、民俗学等方面的资料表明，我国原始社会已经存在颇具影响力的礼仪形式。河南省的贾湖遗址中发现了早于甲骨文4 000多年的“贾湖契刻”，与甲骨文有许多相似之处，与汉字的基本结构、书写特点相一致。这些契刻符号多载于随葬的带孔龟甲甲板上，是与远古时期占卜有关的佩在身上的饰物。贾湖遗址还出土了9 000年前的骨笛。陕西省的半坡遗址和姜寨遗址也发现了6 000多年前的祭祀遗迹、土墓葬和棺葬遗迹以及二音孔陶埙等。

《礼记 · 礼运》中，孔子曰：“大道之行也，天下为公。今大道既隐，天下为家。禹、汤、文、武、成王、周公，由此其选也。此六君子者，未有不谨于礼者也。”公元前3 000年前后，三皇五帝施行大道，人们为公无私。先贤唐尧、虞舜等本身都是讲究礼仪的典范。古之圣王的帝位禅让即是最远古、无意识的“礼”。后来大道衰微，天下为公变成了为己为私，战争由此发生。禹、汤、文、武、成王、周公等英才无不是谨慎行礼之人，透过礼制彰显道义，因此被选拔出来治国。

2.古礼的发展及成熟阶段　夏、商、周三代（公元前21世纪～前771年），尧舜时期的礼仪经过这三个奴隶制社会时期（1 000余年）的发展已日趋成熟。周公制礼作乐，不仅将远古至殷商的礼乐加以改造和发展，形成系统化的典章制度和行为规范，而且注入“德”的要素，使其具有伦理道德的深刻内涵。《周礼》是我国历史上第一部记载“礼”的书籍。周礼分为“吉、凶、军、宾、嘉”五种仪制，这五种仪制又被分为“冠、婚、朝、聘、丧、祭、宾主、乡饮酒、军旅”九种礼事，各种礼事又各有具体的仪项和仪节。并且，大部分礼仪都有相应的音乐配合。

中国的礼与乐是一体的。据《礼记 · 王制》等文献记载，上古帝王到地方巡守，地方官述职的内容之一就是展示当地流行的民歌。君王考察民歌，就可以了解地方官是否为政以德，民风是否淳朴。发现纯正无邪的民歌，随行的官员就会记录下来，带回去推广，这就是人们常说的“采风”。《诗经》中的十五国风，就是十五国的民歌。礼的作用是用合理的规则约束和规范人们的行为举止，是从外部解决问题。但是对相当一部分人而言，他们在行为上循规蹈矩，不过是顺从了外部力量，并非发自内心。乐的作用就是从内部来化性。音乐能在顷刻之际影响人的情绪，而且最为民众喜闻乐见，运用得法时，成本低、收效快。《孝经》上说：“移风易俗，莫善于乐。”乐是内心德行的体现，礼是外在行为的合理。礼乐并行，则内和外顺。

3.古礼的变革阶段　春秋战国时期（公元前771～前221年），以孔子为代表的诸子百家对古礼主要是“周礼”进行了系统阐述。孔子把“礼”看成治国、安邦、平定天下的基础。他提倡人们行为应合乎礼：“非礼勿视，非礼勿听，非礼勿言，非礼勿动。”孔子尤其强调礼乐制度背后的道德理念。针对当时徒有虚名的礼乐形式，孔子说：“礼云礼云，玉帛云乎哉？乐云乐云，钟鼓云乎哉？”礼啊礼啊，难道是指放在供桌上的那些玉帛吗？乐啊乐啊，难道是指悬挂在架子上的那些钟鼓吗？显然不是。礼是德与仁的体现，所以他又说：“人而不仁，如礼何？人而不仁，如乐何？”一个内心不仁的人，根本谈不上什么礼和乐。

4. 古礼的强化阶段　汉武帝时期“废黜百家，独尊儒术”，礼仪作为社会道德和行为标准，其重要性提高到了前所未有的高度。此后历朝历代都在朝廷设置掌管天下礼仪的官僚机构。同时，《礼记》等诸多礼学著作，成为中国历史文化中的一门重要学科，对中华文明的进步起着特有的作用。到了唐代，社会昌盛，礼仪也有所改革和发展，但仍基本沿袭旧礼。元、清两朝，少数民族入主中原，给古老的中华传统礼仪带来了冲击。但从整体上看，少数民族礼仪思想从未占据主导地位，而是被融入中华传统礼仪之中。清朝末期，尤其是民国时期，西方文化带着西方礼仪开始涌入我国。

5. 现代礼仪阶段　五四运动以后，我国进入现代礼仪阶段。此时由西方传入的握手礼开始流行并逐渐普及民间。1949年10月1日，中华人民共和国宣告成立，我国的礼仪文化建设从此进入崭新的历史时期。尤其是1978年党的十一届三中全会以来，改革开放推动我国的礼仪建设进入全新的复兴时期：推行文明礼貌用语、树立行业新风、制订市民文明公约等举措，各行各业的礼仪规范纷纷出台，岗位培训、礼仪教育日趋增多，讲文明、重礼貌蔚然成风。

二、西方礼仪的起源与发展

（一）西方礼仪的起源

西方礼仪不同于中华礼仪。其起源较晚，最早可以追溯到公元前五六世纪的古希腊时期。古希腊是整个西方文明的精神源泉，是西方文明的发源地，也是西方礼仪文明的发祥地。

（二）西方礼仪的发展

西方礼仪思想发展经历了古希腊罗马时代、中世纪神学统治时代、近现代资产阶级时代，在经济、历史、秩序、道德及风俗等因素的交互作用中，礼仪文明思想具有较大的共性和兼容性，持续且深远地影响着整个西方的社会及历史，影响着人们的行为方式及交际方式。

1. 古希腊罗马时期的礼仪思想　在古希腊时期，礼仪是融入道德品质中的。古希腊哲学家对美德与礼仪做了许多精彩阐述。例如，毕达哥拉斯（公元前580～前500年）认为，“美德即是一种和谐与秩序。”苏格拉底（公元前469～前399年）指出，哲学的任务在于认识人的内心世界，培植人的道德观念。古希腊罗马时期的礼仪思想向人们展示出，礼仪在古代社会已被社会所认同，礼仪的重要性已与社会的政治、阶级、生活、道德品行、社会秩序、社会正义等方面结合在一起。这些礼仪思想为以后的礼仪发展提供了理论来源。

2. 欧洲中世纪时期的礼仪思想　中世纪是西方礼仪发展的鼎盛时期。封建社会的欧洲，影响较大的礼仪有“皇家宫廷礼”“臣服礼”“骑士礼”等。“宫廷礼”烦琐、讲究，是最规范的礼仪，对时间、地点、举手投足的细节都有明确的规定。“臣服礼”也称“敕封式”，是在贵族中形成的礼仪，是授受封土、建立封主与附庸关系时举行的一种隆重的礼仪仪式。“骑士礼”是贵族从小接受的骑士教育。在骑士教育中影响较为深远的是“骑士风度”，即在交际生活中给予贵族女性以种种礼遇，尊重女士，女士优先。这在当今西方社会仍然有较大的影响。

需要指出的是，西方的“女士优先”礼仪，不是所有女性均能受到礼遇，仅局限于贵族阶层。

3.近现代礼仪时期的礼仪思想　随着欧洲资产阶级革命浪潮的兴起和资本主义制度的逐步确立，礼仪有了新的发展，在汲取封建等级制度的礼仪文化基础上，又逐渐地建立了反映资本主义阶级关系、资产阶级利益和资产阶级思想的礼仪规范。17世纪英国著名的教育思想家约翰·洛克认为，交际礼仪关系到资产阶级国家的幸福和繁荣。1693年，约翰·洛克在他的《教育漫话》一书中系统深入地论述了礼仪的地位作用以及教育内容和方法。到了20世纪中期，礼仪也随着社会经济的发展得到进一步的发展，这时的礼仪已不再是上层社会遵循礼仪的烦琐要求，而是对优美举止的认可和赞赏，因之形成了适应社会平等关系的比较简单的礼仪规则。礼仪更注重实用、简洁和文明。

相形之下，中华礼仪强调人的道德主体意识“德辉动于内，礼行诸于外”；西方礼仪则更注重礼仪的“操作性”，礼仪的形式和细节做到一丝不差，礼的要求就“完美”达到了。中华礼仪主张彼此保持恰当的距离，避免轻浮和失去敬意；西方礼仪则恰好相反，认为身体、肌肤直接接触，如握手、亲吻、拥抱等，可以增加彼此的亲密感。中华礼仪的“自卑而尊人”提倡自谦的同时长存敬人之意，西方则崇尚人人平等，强调个人权利和自由。

“礼之用，和为贵。”古今礼仪、东西方礼仪各有不同。我们在运用礼仪的过程中，应根据实际情况有所改变、有所借鉴，洋为中用、古为今用。保留合理的部分，升级那些与时代不符的部分。尤其应带着温情和敬意去了解华夏民族传统礼仪的内涵，去思考为何中华礼仪文化源远流长。在继承传统礼仪文化精髓的基础上，不断增添适合时代发展的新内容，形成具有民族特色、丰富多彩的现代礼仪。21世纪是文化的世纪。国家与国家、民族与民族的竞争，将会越来越多地在文化领域展开。文化是民族的基本特征，文化存则民族存，文化亡则民族亡。古往今来，真正灭绝于种族屠杀的民族并不多，而灭亡于固有文化消失的民族却是不胜枚举。中国是世界四大文明古国中唯一没有发生过文化中断的文明。在未来的世纪中，中华文明能否自立于世界民族之林，基本前提之一就是能否在吸收先进的外来文化的基础上，建立起强势的本位文化。礼乐文化是中华文化的核心，能否将它的精髓发扬光大，对于本位文化的兴衰至关重要。

第二节　礼仪的基本概论

一、礼仪的内涵与种类

（一）礼仪的内涵

礼仪是人们在社会交往活动中，为了相互尊重，在仪容、仪表、仪态、仪式、言谈举止等方面约定俗成的、共同认可的行为规范、交往程序和准则。礼仪是对礼节、礼貌、仪态和仪式的统称。

党的十八大以来，我国十分重视国家公共生活中礼仪礼典的建设，有任职宣誓仪式，有元旦、春节的致辞与庆贺仪礼，有先烈纪念日的公祭活动，有清明祭扫英烈活动等，在人民遭遇重大灾难后，会举行肃穆庄严的全国哀悼仪式。

（二）礼仪的种类

1.古典礼仪　中国古礼有五礼之说：祭祀之事为吉礼，冠婚之事为喜礼，宾客之事为宾礼，军旅之事为军礼，丧葬之事为凶礼。民俗界认为礼仪包括生、冠、婚、丧四种人生礼仪。

2.现代礼仪　现代礼仪按照行业划分为行业礼仪和非行业礼仪。

（1）行业礼仪：也称职业礼仪，如政务礼仪、商务礼仪和服务礼仪。①政务礼仪，也称国家公务员礼仪，是国家公务员在执行国家公务时所应遵守的礼仪。②商务礼仪，是公司、企业的从业人员及其他一切从事经济活动的人士在经济往来中所应遵守的礼仪。③服务礼仪，是各类服务行业的从业人员在自己的工作岗位上所应遵守的礼仪。

（2）非行业礼仪：如社交礼仪和国际礼仪等。①社交礼仪，也称交际礼仪，是社会各界人士在一般性交际应酬中所应遵守的礼仪。②国际礼仪，又称涉外礼仪，是人们在国际交往中同外国人打交道时所应遵守的礼仪。

二、礼仪的原则

礼仪的原则是人们在处理人际关系时的指导思想和出发点，是人们对礼仪长期实践活动的高度概括和总结。它是保证礼仪正确施行的基本条件。

1.遵守的原则　在人际交往中，每位参与者不论其职位高低、财富多少，都必须自觉自愿地遵守礼仪规则，以礼仪规范自己的言行举止。任何人都有自觉遵守礼仪、应用礼仪的义务，否则将会受到公众的指责。

2.自律的原则　古人云：“己所不欲，勿施于人。”礼仪规范由“对待他人的做法”和“对待自己的要求”两部分组成，其中最重要的是对自我的要求，即在运用中需要注意自我要求、自我约束、自我控制、自我检点、自我对照和自我反省。对待自己的要求是礼仪的基础和出发点。如果不讲慎独与克己，不能律己一味律人，遵守礼仪就无从谈起。只有每个人先按照要求严格规范自己的言行，人与人之间的交往才会和谐顺利。

3.平等的原则　平等是礼仪的核心，对人应以诚相待、一视同仁，给予同等礼遇，不因地位高低、财富多少、国籍种族不同及与自己关系的亲疏远近而不同。

4.敬人的原则　是指在与人交往中应互相尊敬、互相谦让、友好相待、和睦相处。要把对他人的尊重、尊敬和友好放在首位，不可伤害他人尊严，更不能侮辱对方的人格。尊敬是相互的，敬人者人恒敬之。

5.宽容的原则　是指在与人的交往活动中多包容、多体谅，严于律己、宽以待人，要有容人之短、海纳百川的胸襟与度量，不可求全责备、过分苛求、斤斤计较、咄咄逼人。“水至清则无鱼，人至察则无徒”，不必强求他人与自己完全保持一致，给对方以个人行为和自我判断的自由，各美其美、美人之美、美美与共，同时学会虚心地接受别人的批评和意见。

6.真诚的原则　是指在运用礼仪时务必待人真诚、表里如一，使交往的对象感受到自己的真诚。不能口是心非，更不能阳奉阴违、两面三刀。

7.适度的原则　为了保证礼仪沟通的实效，应注意掌握技巧、合乎规范、适度得体。既要彬彬有礼，又不能卑躬屈膝；既要热情大方，又不能轻浮谄谀；既要真诚友好，又不能虚伪客套；既要坦率真诚，又不能言过其实；既要优雅得体，又不能夸张造作；既要尊重习俗，又不能奢靡虚浮。

8.从俗的原则　人际交往中因国情、民俗、文化背景的差异存在着“十里不同风，百里不同俗”的现象。礼仪与各民族的风俗习惯、宗教信仰等有很大关系。礼仪交往要求人们尊重对方的文化背景，入境问禁、入国问俗、入门问讳等。

三、礼仪的作用

在社交活动中，人们能否懂得并熟练运用得体的礼仪，是一个人所受教育程度的体现，是一个人内在素质的表现，也是一个人道德水准高低的标尺。

1.塑造形象　礼仪讲究和谐，重视内在美和外在美的统一。礼仪在行为美学方面指导着人们不断地充实和完善自我，并潜移默化地熏陶着人们的心灵。人们的谈吐越来越文明，服饰装扮越来越得体，举止仪态越来越优雅，并符合大众的审美原则，体现出时代的特色和精神风貌。

2.促进交流　礼仪行为是一种信息性很强的行为，每种礼仪行为都表达一种甚至多种信息。热情的问候、友善的目光、亲切的微笑、文雅的谈吐、得体的举止等，不仅能唤起人们的沟通欲望，使彼此建立起好感和信任，而且可以促进交流的成功和范围的扩大，进而有助于事业的发展。

3.改善关系　学习和运用礼仪，不仅可以使个人在交往活动中充满自信、胸有成竹、处事不惊，更能够帮助人们规范彼此的交际行为，更好地向交往对象表达自己的尊重；还能增进人与人之间的了解与信任，进而形成和谐、宽松的人际关系。

4.维护秩序　礼仪作为社会行为规范，对人们的行为有很强的约束力。在维护社会秩序方面，礼仪起着法律所起不到的作用。社会的发展与稳定，家庭的幸福与和谐，邻里的友善与和睦，同事之间的信任与合作，都依赖于人们共同遵守礼仪的规范与要求。社会上讲礼仪的人越多，社会便会更加和谐稳定。

5.净化风气　对社会来讲，礼仪是精神文明建设的重要组成部分，是社会文明程度、道德境界和生活习俗的反映。每个人遵守礼仪、运用礼仪，将有助于社会风气净化、精神品位的提升，从而推进社会主义精神文明建设。

第三节　护理礼仪与修养

护理的专业技术性很强，其服务对象是那些把生命托付给医生和护士且具有各种复杂的生理、心理疾患的人，而人在患病时往往最需要同情、关怀与安慰。因而，护士的言谈举止、仪表风度、自身修养和职业素养对于提高护理服务质量、美化护士整体形象、协调护士的人际关系有着重要的作用。护士在健康维护过程中应尽可能地展现温柔、细致、体贴及爱心，使在病痛中挣扎的患者感到温暖，看到生的希望，重新建立对美好生活的信心。

一、护理礼仪的内涵与作用

（一）护理礼仪的内涵

护理礼仪属于职业礼仪范畴，是护士在护理实践活动中必须共同遵守的准则、秩序和行为规范的总和。

（二）护理礼仪的作用

现在的医疗服务重心已迅速从医院设备及医护技能转移到服务满意度。这种新的发展趋势，要求每位在岗和即将上岗的护理人员不仅要有扎实的理论和技能基础，更要熟练掌握与患者沟通及协作中应遵守的各项礼仪规范。这正是护理礼仪与人际沟通这门课程所必须达到的教学目标。在护理工作中，加强护理礼仪的培养是提高护士综合素质的一项重要内容。鉴于此，医院对临床护士大力开展护士职业礼仪培训，所有医学院校的护理专业和助产专业也相继把护士职业礼仪列为必修课程。

1.帮助护士树立良好的职业形象　南丁格尔说过：“护士，其实就是没有翅膀的天使，是真善美的化身。”良好的护士形象是护士内在美和外在美的有机结合。这是护理本身的职业要求，同时也是社会对护士角色的定位。护士礼仪，通过规范和约束护士的形象、言谈、举止来塑造出白衣天使优雅、端庄、敏捷、干练的形象。

2.促进护士建立良好的人际关系　护士在临床护理活动中需要与不同的对象交往，包括患者及其家属、医生、护士、医技、后勤服务人员等。护士展现规范的礼仪能够树立温柔和善的护士形象，从而赢得他人的好感。更重要的是护士礼仪能够使护士真诚柔和，更好地向交往对象表达自己的理解和关心，增进彼此间的信任和好感，从而建立良好的人际关系。

3.有助于护士提高护理服务质量　医疗服务是人文职业，涉及的劳动是一种倾注爱的劳动。患者的满意度不仅是根据护理服务量的多少，更会依据所提供护理服务的质来评定。护士在护理工作时如果不注重仪表的修饰，忽视仪态的训练，成天板着脸，一副爱答不理的表情，再熟练的护理技能也只能是患者眼中一项项冷冰冰的操作。即使辛劳一天，也未必会得到患者的认可。护士礼仪能给一个个机械的护理操作注入温度，使每一位患者在生理、心理上都获得极大的满足，使每项护理服务达到最佳的效果。

二、护士修养的内涵

（一）职业道德修养

热爱中国共产党、祖国和人民，热爱护理事业，有为人类健康服务的奉献精神。具有高尚的道德品质、敬业精神和正确的道德行为，自尊自爱、自强不息、恪尽职守、敬业奉献、慎独自律，实行人道主义，追求崇高的救死扶伤理想。

（二）人文关怀修养

抽去医学的人文性，就抛弃了医学的初心和本质属性。美国纽约东北部的萨拉纳克湖畔，特鲁多（E.L.Trudeau）医师的墓碑上镌刻着“To cure sometimes，To relieve often，To comfort always”。意为：“有时去治愈，常常去帮助，总是去安慰。”内容简洁却有力量，一直激励着许许多多学医及从医者。在护理过程中，护士以人道主义精神对患者的生命与健康、权利与需求、人格与尊严的真诚关怀和照护，即除了为患者提供必需的诊疗技术服务之外，还要为患者提供精神的、文化的、情感的服务，以满足患者的身心健康需求，体现对人的生命与身心健康的关爱。

（三）科学知识修养

护士应具备合理的知识结构及系统完整的医学理论知识；具有敏锐的观察和综合分析、判断能力，能用整体护理观解决患者的健康问题，并具有开展护理教育和护理研究的能力。

（四）心理个性修养

护士应保持心理健康、乐观开朗、情绪稳定、宽容豁达；具有高度的责任心和同情心，较强的适应能力，良好的忍耐力及自我控制力，灵活敏捷；具有良好的人际关系，同事间相互尊重，团结协作。

三、提高护士修养的方法

（一）完善道德品德，追求崇高理想

唐代医药家孙思邈说：“凡大医治病，必当安神定志，无欲无求，先发大慈恻隐之心，誓愿普救含灵之苦。”南丁格尔誓言说：“余谨以至诚，于上帝及会众面前宣誓：终身纯洁，忠贞职守。勿为有损之事，勿取服或故用有害之药。尽力提高护理之标准，慎守病人家务及秘

密。竭诚协助医生之诊治，务谋病者之福利。”护士在长期的护理及生活实践中，应努力提高自身的道德品质和知识技能水平，致力于预防疾病、提高生命质量、促进和维护人类身心健康的目标。

（二）培植人文精神，营造人文氛围

人文精神的本质是一种以人为中心，对人的生存意义、人的价值以及人的自由和发展的诠释。人文精神既可体现为整体护理内部环境所需的人性氛围，也体现为护士个体的素养和品格。医院医疗服务应努力营造一种充满人性、人情味的，以关心患者、尊重患者以及以患者利益和需要为中心的人文环境。营造这种氛围最重要的是每个护士自觉的人文情感和伦理意识。

（三）加强业务学习，提高知识修养

医学在当今社会日新月异，医学成果在过去传统的生物医学基础上向心理、社会领域进一步扩展。医学社会化是现代医学的主要特征。因此，现代医学要求医护人员能够从宏观到微观、生理和心理、社会和环境以及家庭功能、人际关系、生活方式、性格特征等方面研究服务对象。这就要求不断提高护理人员的综合素养和能力，实现以患者为中心的整体化护理，做一名真正合格的护士。

（四）投身护理实践，完善素质修养

积极投身护理实践是培养护士修养的根本途径。护士在加强理论文化学习的基础上，更要紧密联系社会和护理工作的实践，不断将其付诸实践，真正把职业道德、护士修养、人文关怀能力运用到护理实践中去，在实践中磨炼自己、完善自己。

第四节 护理礼仪与人际沟通的学习方法

对患者一句亲切的问候、一个甜美的微笑、一次贴心的主动搀扶，都能体现护士美好的职业形象。良好的人际沟通和关系是对护士的职业要求。

一、护理礼仪与人际沟通课程的主要内容

护理礼仪与人际沟通课程，通过护士仪容、仪表，护士形体姿态，临床护理活动中应遵循的礼仪和人际沟通等方面的学习与训练，帮助护士有效地提升整体形象，更好地展现护士的独特风度、气质与魅力，给人留下深刻的个人与职业形象。

本书由十个部分组成，即绪论、人际关系、日常交往礼仪、护理人际沟通中的礼仪、护士实用礼仪、护士体态礼仪规范、临床护理工作礼仪、护士职业形象、护理实践礼仪、求职礼仪与沟通等。

二、学习护理礼仪与人际沟通的方法

礼仪修养不是与生俱来的，也不是短期就能够习得的，而是靠个人后天的不懈努力和学习逐渐形成的。可以说，礼仪由文明的行为标准真正成为个人的自觉、自然的行为是一个渐进的过程。因此，护理人员良好礼仪修养的养成需要长期的知识积累、情操陶冶和不断实践。

（一）充分发挥个人的主观能动性

护理人员个人的主观能动性是形成自身良好礼仪风范的基本前提。只有护理人员自身充分认识到学习礼仪的重要意义，并愿意投身到礼仪的学习中，才能努力学习、主动实践，并在实践中充分发挥自我监督作用，及时发现自身的缺点和不足，将学习和运用礼仪真正内化为个人的自觉行动和习惯做法。

（二）通过多种途径进行礼仪规范的学习

在学习礼仪的过程中，应广泛利用课堂听课、课后翻阅图书资料或通过网络等多种途径全面获取有关礼仪规范的知识，同时也可以从社会交往实践中学习。交往实践作为学习礼仪的具体过程，不仅可以使人加深对礼仪的了解，强化对礼仪的印象，而且可以检验其作用，并且据以判断个人掌握、运用礼仪的实际水平。

（三）注重理论联系实践

礼仪本身是一门实践性学科，因此学习礼仪务必坚持理论和实践的统一。每一个教学任务都有一些场景或案例，可将理论知识应用于情景模拟的实际护理工作中。在实践过程中，护理人员要对一些规范要求反复练习和重复体验，并不断进行总结，真正掌握相应的礼仪规范。同时，也可学习优秀实践经验，取长补短。

（四）努力提高自身文化修养

礼仪的根基是内在的道德及修养，失去内在的德行，礼可能会成为虚有其表的“作秀”。学习礼仪，不是单纯的动作的表演、姿态的训练及语言的规范化，护理人员必须不断努力提高自身的文化修养和道德水平，严格遵守护理职业道德规范，维护“白衣天使”的形象。同时，护理人员还要注重个性的自我完善，培养健康的性格和灵活应变的交往能力与自控能力。学习护士职业礼仪知识后，要求护生首先应用于生活，从每日的着装规范、站姿优美、全神贯注地听课做起，然后应用于护理实践之中，最后应用于临床。礼仪的学习与应用将真正体现护理人员高尚的职业形象。

课内实训

【实训内容】职业心理素养讨论会。

【实训目的】了解本专业职业心理素养。

【实训方法】按照自由组合的原则，将全班同学分为若干个六人的小组。

1. 查找网络资源　观看电影《入殓师》，学习、讨论影片中入殓师的职业心理素养。结合本教材相关内容，并通过图书馆、网络等途径搜集我国临终护理及殡葬的相关知识、信息，讨论我国临终护理人员的职业心理素养。

2. 情景模拟　每个小组再分为两组，每组三人，分别扮演医生、护士和临终患者家属的角色。按照患者临终及离世的场景排练情景剧，并在小组内进行演示。在一组同学进行情景模拟的同时，其他同学认真观摩。角色扮演者代入其中体会当事人的感受，其他人观摩学习、体会，记录下不同身份角色的感受及心理。

3. 小组讨论　扮演不同角色的同学分别阐述各自的感受，其他同学可以交流自己通过观察得到的体会并进行讨论。将讨论的结果制作成PPT。

4. 教师点评　通过点评，大家加深对职业心理素养的理解。通过讨论和学习，学生了解本专业职业心理素养及临终护理中的人文关怀。学生也借此了解自己的优缺点并加以改进。

案例回顾

20位学生中为何只有小陈被录取，相信同学们通过学习可以清晰地认识到，修养和礼仪对于人际交往的重要性。“敬人者，人恒敬之；爱人者，人恒爱之。”有礼走遍天下都不怕。礼敬天下的人受人尊敬。人际关系不好往往是因为与人交往时缺少敬意。大学生“欲成才先成人”，从孝亲尊师做起，在家孝顺父母，在外礼敬他人，所谓“亲亲、仁民、爱物”。如果不懂得孝亲尊师，随时都可能面对人生重大挫败。你缺的课，有一天，社会必定给你补上。一个积极向上、彬彬有礼的毕业生，不论进入哪家单位都会受人欢迎，更容易与人和睦相处，人生道路也会更顺畅。个人的气质修养不仅代表自己，也代表着企业单位、社会和国家民族的文明形象。

第二章
人际关系

上智云图
数字资源素材

章前引言

孟子说："天时不如地利，地利不如人和。"西方现代人际关系教育的奠基人、著名成功学家卡耐基先生曾经提出一个公式：成功=15%的专业知识+85%的人际关系。即：一个人要想成功，15%依靠自身努力，85%依靠为人处事技巧。人是社会的产物，人的生存离不开人与人之间的交往。没有人际交往，就不会形成和发展人的各种社会关系。人际关系的范围很广，比如夫妻关系、亲子关系、兄弟关系、师生关系、领导下属关系、朋友关系等。建立良好的人际关系对群体或个人都有非常重要的意义。护士应建立良好的人际关系，营造和谐的工作氛围、增进团队合作、提升自己的综合素养，从而为患者提供更全面、更高质量的服务。

学习目标

1.识记人际关系的影响因素。
2.理解建立良好护理人际关系的意义。
3.学会和谐护理人际关系的方法。

思政目标

1.培养良好的人际沟通能力和人文关怀能力。
2.学会针对不同人群合理运用沟通技巧。
3.理解人际关系的内涵。

案例导入

李女士抱着6个月大的孩子来到医院，孩子憋红了小脸，喘气很急促。医生诊断为重症肺炎，需要立即住进重症监护室。这位年轻妈妈忐忑不安地交了住院费，匆匆忙忙地来到住院部ICU病房的门口按了门铃。护士小林走到跟前，摸摸孩子的头并亲切地问：“是住院吗？”李女士说：“是的，孩子病得好重。”小林说：“别着急，快进来吧，把孩子交给我。我们已接到急诊室的通知，准备了氧气，马上给她吸氧。您坐这里稍等一下，医生马上就会过来。”孩子低声呻吟着，李女士虽不舍却放心地将孩子交给了小林。

思考题

护士小林现在面临的是哪一种护理人际关系？接下来小林如何做可以缓解孩子母亲的焦虑？

第一节　人际关系概述

一、人际关系的内涵与特点

（一）人际关系的内涵

1.人际关系的概念　人际关系是指人与人交往过程中，通过相互认知、情感互动和交往行为所建立和发展起来的人与人之间的关系。社会学将人际关系定义为人们在生产或生活活动中所建立的一种社会关系。人际关系与人类起源同步发生，并贯穿于人类社会历史演变过程的始终，是人类社会中最常见、最普遍的一种关系。

2.人际关系的本质　人际关系的本质就是人与人之间的心理关系，由认知、情感、行为三种心理成分组成。认知是人际关系的基础，它主要涉及认识活动有关的心理过程；情感是人际关系的主要调节因素，是人们彼此之间在思想感情上的距离；行为是人际关系的沟通手段，是表现个体个性的外显行为的总和。以上三个相互联系的成分构成了人际关系的内涵。

（二）人际关系的特点

1.社会性　人是社会的产物，每个人都不能离开社会而单独存在。社会性是人际关系的基本特点。随着科技的进步和社会生产力的发展，人们的活动范围不断扩大、活动频率逐步增加、活动内容日趋丰富，人际关系的社会属性也随之增强。

2.复杂性　人际关系的复杂性在于它是由认知、情感、行为等因素建立起来的，且这些因素一直处于不断变化中。在人际交往的过程中，由于标准和目的不同，可能导致亲近或疏远、积极或消极、和谐或冲突、满意或不满等复杂现象。

3.多重性　每个人在社会交往中都扮演着不同的角色和身份。例如，一位护士，在医生、护士面前是同事，在患者面前是护士，在丈夫面前是妻子，在父母面前是女儿，在孩子面前是母亲等。在扮演各种角色的同时，因为特定的时间和地点，会有角色的强化或减弱，这种集多角色、多因素的状况使人际关系具有多重性的特点。

4.多变性　人际关系的发展过程与人类社会的发展过程相似，具有不断发展变化的特性。一个人从出生开始，要经历幼年、青少年、中年、老年等不同年龄段，各个阶段的人际关系都会随着环境、条件的变化而变化。

5.目的性　良好的人际关系能带来利益的最大化。随着市场经济和经济全球化的发展，构建人际关系的目的性更强。

二、人际关系的种类

根据人际关系建立的基础，可将其分为血缘关系、地缘关系、业缘关系和近些年来出现的网缘关系。

1.血缘关系　血缘关系是指以血缘或生理上的联系为基础而形成的人际关系，是人先天、与生俱来的关系，在人类社会产生之初就已经存在，是人类最早形成的一种人际关系。血缘关系是人际关系中最直接、最普遍的关系。马克思说：“家庭起初是唯一的社会关系。”人类历史上比较重要的血缘关系有家庭关系、家族关系、宗族关系、氏族关系、种族关系等。

2.地缘关系　地缘关系是指因居住在共同的区域，以地域观念为基础而形成的人际关系。地缘关系常常以社会历史和文化为背景，人际关系带有文化传统和地域特色，如邻里关系、同乡关系等。地缘关系对社会的作用和影响十分广泛。

3.业缘关系　业缘关系是指人们以广泛的社会分工为基础而形成的复杂的社会人际关系。业缘关系是随着阶级社会的产生而形成的，是在血缘关系和地缘关系的基础上发展起来的一种关系，如上下级关系、同事同级关系、师徒（生）关系、行业间合作关系、伙伴关系、竞争关系、经营关系等。业缘关系以共同的事业和志趣为基础，打破了血缘关系和地缘关系的界限，在人际关系中所占的比例最大，对社会也相当有影响力。

4.网缘关系　网缘关系是一种以互联网为交往媒介建立起来的新型人际关系。网络交往主要以聊天、游戏、娱乐、学习、邮件等方式进行，具有虚拟性、开放性、超地域性、软约束性、趣缘性等特点。网缘关系作为一种新型的人际关系，丰富了社会文化和人们的情感生活，同时也带来诸如诚信危机、网络依赖、隐私安全等隐患。

三、人际关系的影响因素

从社会心理学角度看，人际关系受许多因素制约，既有认知成分，也有情绪和行为成分，了解人际关系的影响因素对建立和发展良好的人际关系至关重要。

1.距离的远近　人际关系与双方的距离有很大关系。地理位置上的接近会拉近人们之间的感情，俗话说“远亲不如近邻”。当然并非空间距离越近，双方就越亲近舒适，人与人之间也需要保持一定的空间距离。交往中距离的远近不单指空间上，还包括时间上、职业上和背景上的距离远近。

2.交往的频率　交往是人际关系的基础，交往的频率越高，越容易形成密切关系。频繁的交往有助于形成共同的语言、兴趣和经验。在人际交往中，交往的频率对人际关系的作用并不是唯一的，有时交往的内容和态度比交往的频率意义更重大。

3.认知的相似　人与人之间若对某些事物有相似的认知和态度，有共同理想、信念和价值观，就容易形成共鸣，形成密切的关系。俗话说“英雄所见略同”，“物以类聚，人以群分”。这是由于一些人对某个事物有相似的看法、相似的态度而形成的相互吸引和同频共振。因此，态度的相似是建立人际关系的一个重要因素。

4.需要的互补　互相给予、相互满足是形成良好人际关系的前提。如果没有“需要”和“满足要求”，那么空间距离再近，都可能导致“鸡犬相闻，老死不相往来”。而一旦有了需要和满足需要的期望，即使空间距离很远，也可能“天涯若比邻”。交往双方一方的需要和期望正好与另一方的特长构成互补关系时，双方就会产生吸引力，形成相互需要的关系。由此可见，需要的互补性也是形成良好人际关系的一个重要因素。

5.个性品质　个性品质是影响人际关系建立和发展相对稳定的因素。个性在很大程度上影响交往的态度、频率和方式。良好的性格对人际关系具有积极促进作用，且这种影响作用持续而稳定。人们愿意与真诚、坦率、幽默的人交往。因此，我们要积极培养自己良好的个性品质，努力增加自身的闪光点，同时努力认识并调整自己身上存在的有碍人际交往的个性。

6.网络影响　进入信息时代，网络信息对人际交往影响极大，从时间和空间上根本改变了传统的社会交往及人际沟通的方式。网络提供了人际交往的虚拟空间，正是这种特殊性，决定了网络人际交往不同于现实社会中的交往。网络人际关系具有开放性、多元性、自主性、随意性、间接性、广泛性、非现实性、匿名性、平等性、失范性、人际情感疏远、信任危机等特点。同时，计算机互联网的发展，也带来了政治、法律、伦理、道德等方面的社会问题，直接影响了人类的交往，迫使人类重新审视自己身处的时代和社会。

在人际关系中，除了上述几点重要的影响因素外，其他因素，如第一印象、社交技巧等因素的影响力也不容忽视。社交技巧主要包括倾听的技巧、沟通的艺术、情绪的控制、礼仪修养等。我们在人际交往中要努力完善自我形象，尽可能给对方留下良好的第一印象。同时力求自己不受“第一印象”的片面影响，避免出现认知偏差。

第二节　护理人际沟通相关理论

一、沟通与人际沟通的内涵

沟通，字面意思是挖沟（渠）使两水相通。沟通在于通过语言、思想、感情的传递和反馈，以达成统一思想并建立共识。

人际沟通是人与人之间通过语言、非语言等形式，相互传递信息和交流情感的过程，是人际关系的基础。有效的沟通要求从信息的发出到接收的整个过程能够快速、充分、准确，没有偏差。

二、人际沟通的意义和方法

人际沟通是建立良好的人际关系不可或缺的活动。护士具有良好的沟通能力是护理工作顺利进行的基础，也是建立良好护患关系的前提。

（一）人际沟通的意义

1.满足个体生存的需要　个体在社会群体中的生存与发展离不开人际沟通。沟通能力影响一个人的生存与发展，是决定一个人成长、成功的重要因素。人际沟通有助于正确认识自我和评价自我，找准自己的位置和价值，为自我的发展创造有利条件，同时良好的人际沟通也有利于个人的身心健康。

2.满足社会活动的需要　人类的生存离不开人际交往，如教师与学生交往、护士与患者交往、服务员与顾客交往，等等。只要与人交往，个体就需要培养沟通能力，良好的沟通能力能够促进广泛而和谐的社会交往。

3.满足获取知识的需要　获取知识绝不仅仅发生在课堂上，很多时候可从与人交往、聊天、观察中获得。在人际沟通活动中，人与人之间通过交往、互动等行为获取信息、交流思想、表明态度、表达愿望、开阔视野和增长知识。

4.满足团队合作的需要　人际沟通是团队管理的基础。离开了有效的人际沟通，团队管理功能的发挥就会受到影响，管理目标也将难以实现。医疗护理工作是一项很注重团队合作的工作，良好的人际沟通能够增强团队凝聚力和提高工作效能。

5.满足护士职业的需要　护士服务的对象是不同的群体和个体。一名合格的护士不仅要拥有扎实的理论知识和娴熟的实践技能，还要具有良好的沟通能力和人际关系，只有这样才能高质量地完成护理服务工作。

（二）人际沟通的方法与要求

1.提高认识，重视人际沟通能力的培养　人际沟通能力对于现代社会中的每一个人来说都十分重要。但有调查发现，很多在校学生对其重要性及必要性尚没有充分认识，他们认为学好专业知识更重要。还有一些性格内向的学生认为自己天生不善言辞，沟通能力不行等。要想提高人际沟通能力，个体首先要转变观念、提高认识。人际沟通能力是护理人员出色完成护理工作的基本能力，沟通能力的强弱往往还影响其他专业能力的发挥。人际沟通能力是可以通过后天不断地学习和训练而培养和提高的。只要从思想上重视对人际沟通能力的培养和锻炼，个体就一定能掌握良好的人际沟通能力。

2.乐于学习，掌握人际沟通的基本内容和技能　态度决定一切，有了正确的认识，就要采取积极主动的态度不断学习人际沟通的基本内容、基本方法和基本技能。建议学生课内外多多阅读，了解适合自己的人际沟通技巧并运用于实践。

3.勤于训练，多在学习和生活中实践　人际沟通需要多实践、多训练、多应用，才能真正化为已有，成为自己的一种行为习惯。想要提升人际沟通能力，学生不仅要在课堂上认真学习、领悟，还要在课外和生活中应用和训练。建议学生多参加学校的社团活动、班级活动、演讲比赛、社会实践等，从实践中锻炼和提升人际沟通能力。

4.从心做起，牢记人际沟通的基本原则　人与人交流，应从心出发，用心去体会他人的感受。人际沟通的基本原则有以下几点。

（1）尊重原则：每个人都有自尊心，都期望得到他人的尊重和欣赏。尊重原则要求沟通双方注意自己的言谈举止，尊重对方的人格、文化背景和生活方式等。

（2）真诚原则：真诚是打开他人心灵的钥匙。真诚的人可以给他人带来安全感，减少对方的自我防卫和抵触。只有真诚才能换来真诚，才能使沟通交流顺利地进行。

（3）主动原则：主动对他人表达善意和友好，有助于对方产生被尊重和受重视的感觉，并愿意与沟通者继续交流下去。

（4）理解原则：理解原则要求沟通者善于换位思考，设身处地考虑和体会对方的心理状态与感受。沟通不仅是信息的传递，还要有对信息的接收、理解和反馈。

（5）宽容原则：包容和体谅沟通过程中可能发生的分歧。面对误会或不满，不生气、不对立，先努力平静下来以促进沟通顺利进行下去。有宽容以待的仁爱之心才不至于产生更大的矛盾冲突。

三、护士人际沟通能力的培养

（一）具备高尚的职业道德

职业道德是指从事某种职业的人在特定的职业活动中应遵守的行为准则和规范。每个行业都有其职业道德要求。护理职业道德标准对于指导护理专业的人文方向、和谐护患关系、造福人类健康事业具有重要意义。护士人际交往的行为准则主要有以下几点。

1.爱岗敬业，救死扶伤　遵循“一切以患者为中心”的服务宗旨，热爱本职、忠于职守，对工作负责，对患者热忱。

2.举止端庄，态度诚恳　衣帽整洁、妆容得体、精神饱满，站立行走蹲贴合护理美学要求。语言亲切、态度温和、主动询问、耐心解释，使用敬称及“请、谢谢您、对不起、这是我们应当做的”等文明用语，做到来有迎声、问有答声、走有送声，为患者创造温暖友爱的休养环境。

3.工作严谨，精益求精　严格遵守医院规章制度，规范工作程序，慎独不怠，一旦发生护理差错事故必须及时报告，认真总结经验教训。勤学苦练、钻研技术、拓展知识面，不断提高自己的文化素养和业务水平。

4.严于律己，团结协作　廉洁奉公、自尊自爱，服从管理、尊重师长，爱护下级，彼此间尊重、信任、理解、支持，工作上互敬互让、互帮互助、通力合作，共同营造宽松有序的工作环境。

（二）培养良好的个性品质

护士的个性品质是影响护患关系的重要因素，良好的个性品质对人际交往具有很大的吸引力。

1.责任心　护理工作与个体的生命息息相关、责任重大，护士必须具有高度的责任心。一名护士无论操作技术多么熟练，如果缺乏责任心仍旧可能发生差错或事故，也就很难赢得患者的信任。

2. 真诚　对于护士来说，比起有能力、有激情，护士的真诚更容易赢得患者的信任和理解，是建立良好护患关系的基础。

3. 尊重　护士的尊重能使患者被尊重的需要得到满足，从而使患者对护士产生亲近感。护士只有细心地观察和了解患者的心理，充分尊重患者的人格和意愿，最大限度地抚慰、消除患者的紧张、焦虑情绪，才能真正达到为患者提供满意服务的目的。

（三）汲取广博的相关知识

要培养良好的沟通能力，就需要护士汲取广博的知识，加强沟通能力的训练。

1. 加强人文教育，培养人文关怀能力　培养沟通能力必须以人文知识为基础，人文知识可以通过学习人文课程、聆听人文讲座、阅读人文书籍来积累。人文教育诸如伦理学、护士人文修养、护理美学、中华礼仪文明等课程，可增加护士的人文底蕴，提高护士的人文综合素质。

2. 多渠道多途径，培养沟通能力　灵活运用多种教学方法，提高护理人员学习人际沟通技能的兴趣和主动性。例如，采用案例再现、情境体验、情景模拟、角色扮演、视频拍摄、小组讨论、游戏教学等方法，既可以活跃课堂氛围、提高学习主动性，又能培养和提高护理人员的沟通能力。

3. 投身护理实践，提高综合能力　通过在护理实践中增设沟通内容，在健康教育中培养沟通能力，在见习、实习中真实体验沟通等教学方式，使护理人员既能提高人际沟通能力，又能锻炼运用专业知识解决实际问题的能力。

（四）掌握娴熟的沟通技巧

作为一名合格的护士，应熟练掌握临床护理工作中的常用沟通技巧，及时了解患者的心理状态，善于倾听患者的谈话，注意语言的科学性和艺术性，善于应用非语言行为等沟通技巧，这些都将对良好护患关系的建立起到积极的作用。

第三节　护理工作中的人际关系

在护理工作中，护士是唯一能为护理对象提供全程、整体、昼夜服务的人员。护士需要随时为患者的安全及健康承担各种责任，并需要与医疗机构中的其他人员协调配合，建立良好的沟通网络及人际关系，以达到为患者提供高质量服务的目的。

一、护理人际关系的特点

护理人际关系的发生和发展过程遵循人际关系的一般规律，但由于交往双方的角色、地位和交往情境具有独特的属性，因而在发展过程中也呈现出不同的特征。

1.专业性　指护理人际关系具有明确的专业目的。护理人际关系与普通的社交性人际关系不同，建立护理人际关系的目的是解决特定的专业问题，完成特定的专业任务。在护理人际关系中，不论是与服务对象，还是与医生、其他护士或医务人员的关系，都属于专业关系，是因为共同的专业目的而相互联系在一起。

2.时限性　护理人际关系的时限性是由护理工作的专业任务、特定时间跨度及性质所决定的。时限性在护患关系上表现得最为突出。患者入院，关系开始建立，患者康复出院，关系便宣布终止；而护士与护士、护士与医生及其他医务人员的专业关系持续时间虽然很长，但就某一专业任务而言，仍具有时限性。

3.多面性　随着护理专业的不断发展，护士的角色越来越多，角色范围也在不断扩展。护士在工作过程中既要从事临床工作，又要承担健康教育、心理咨询等任务。在行使这些专业职能时，护士需要与各种各样的人接触交往，面对多方面的人际关系。

4.复杂性　人际关系中的双方都具有自己的社会文化背景及生活经历，有自己特殊的生理、社会文化和精神心理需求，且高度个性化，这一特点增加了护理人际关系的复杂性及处理难度。

5.协作性　在护理人际关系中，涉及护士、服务对象、家属、医生及其他人员，若想完成护理专业目的，必须建立良好的人际关系，通过相互协作来完成。

6.社会性　医疗模式的转变使护理服务对象从住院患者扩展到普通民众和社会人群。比如新冠疫情爆发以后，护士常常变身“大白”走入校园、走进社区。

二、建立良好护理人际关系的意义

科学地建立和调节好各种人际关系，不仅是护理工作和发展护理事业的需要，同时也是每位护士的主观愿望。因此，学习和研究人际沟通能力，处理好护理人际关系，对于每个护士都有着十分重要的意义。

（一）有利于提高医疗护理质量

良好的护理人际关系是护士做好护理本职工作的基本保证，它可以直接促进护士与患者、护士与其他医务人员的相互信任和密切协作，使医院医疗护理活动顺利进行，有利于患者病情的康复。同时，良好的护理人际关系也有利于提高医院管理水平，有利于处理、减少和避免医疗纠纷。

（二）有利于增进护士与患者的关系

护患融洽有助于护士及时收集患者资料，制订切实可行的护理计划，选择适合的健康教育内容。护士可及时向患者传递信息，取得患者的支持和理解。同时，护士可以在与患者的相互理解中妥善解决各种矛盾。

（三）有利于提高护理工作效率

互助合作、稳定良性的人际关系对于提高护理工作的效率起着很大的作用。如果护士之间缺乏团队协作精神，会影响护理服务的质量和护理工作的效率。

（四）有利于创造良好的工作环境

护士与患者之间良好的沟通可营造相互理解、相互信任、相互配合的良好氛围，从而形成良好的心理气氛。良好的心理气氛有助于护士得到不同程度的心理满足，并将这种心理满足应用到为患者治疗、护理等方面，使患者得到更大的受益，同时有助于解除或转移患者焦虑、恐惧、紧张、烦闷等消极情绪和心理，增强其战胜疾病的信心。

（五）有利于陶冶护理人员的情操和性格

人际交往的过程是人与人在认识上相互沟通、在情感上相互交流、在性格上相互影响、在行为上相互促进的过程。在这一过程中，良好的人际关系对护士情操和性格的陶冶具有重要作用。广泛正常的人际交往可以使护士丰富和发展自己的良好个性，满足自己的精神心理需要。

（六）有利于新型医学模式的建立

随着社会的发展、医学科技的进步和疾病谱的变化，人们逐渐认识到影响人类健康和疾病的不仅有生物因素，心理因素及社会因素也起着十分重要的作用。于是，新型的生物－心理－社会医学模式逐步建立，并取代了传统的生物－医学模式。要建立良好的护理人际关系，就要求护士从整体上为患者服务，主动关心和了解患者的需求，掌握并理解患者的心理活动，积极进行沟通和疏导，以促进患者的康复，这与新型医学模式对护理工作的要求是相适应的。

三、和谐护理人际关系的方法

护理工作中人际关系是多层面的，主要包括护士与患者之间的关系、护士与患者家属之间的关系、护士与医生之间的关系以及护士与护士之间的关系等。

（一）和谐护士与患者的关系

护患关系是护士与患者为了达到治疗疾病的共同目标而建立起来的一种人际关系，是护理实践活动中最主要的一种专业性人际关系。

1.护患关系的特点　护患关系是双向的，它是以一定的目的为基础，在特定的背景下形成的。这种关系除了具有一般人际关系的特点外，还具有自身的性质和特点。

（1）护患关系是帮助系统与被帮助系统的关系。帮助系统是指能够运用技术为患者提供医疗和护理帮助的系统，主要包括医生、护士及医院中的其他工作人员；被帮助系统是指需要得到医疗和护理服务的系统，主要包括患者、患者家属等。在这两个系统中，护士与患者的关系不仅仅是单个护士与单个患者之间的关系，更是两个系统之间关系的体现。如护士群体中每个成员对患者的态度和责任心都会影响患者及大众对整个护理群体质量的评价。

（2）护患关系是一种专业性的互动关系。护患关系不同于一般的社交性人际关系，它是为了解决特定的医疗和护理问题，完成特定的专业任务而建立和发展起来的专业性人际关系。不管患者的身份、职业和素质如何，护士都有责任和义务尽量满足患者的合理需求，这是护士职业的基本要求。

（3）护患关系具有目的性和暂时性。护患双方的专业目的都是相同的，即患者接受治疗和护理后恢复健康。患者对恢复健康的需求是护患关系的基础，如果这种基础不复存在，那么护患关系也随之结束。尽管患者在出院后有可能会与护士继续交往，但这种关系已失去专业目的性，已不属于护患关系，而是一般的社交关系。

（4）护士是护患关系的主导者。在护患关系中，患者处于被动位置，护士处于主导地位，因此，护士对护患关系的建立和发展有积极的引导作用，同时对护患关系承担主要责任。现代护理管理新理念提倡建立护患双方地位平等的新型护患关系，患者不再是完全被动地接受护理，而是主动参与护理活动，具有知情、同意和选择的权利。

2.护患关系的基本模式　护患关系受医学模式和文化背景的影响，主要有三种模式。

（1）主动–被动型模式：又称支配–服从型模式，是最古老的护患关系模式。此模式的特点是“护士为患者治疗护理”。护士处于专业知识的优势地位和治疗护理的主动地位。在临床护理工作中，主动–被动型模式主要适用于不能表达主观意愿、不能与护士进行沟通交流的患者，如神志不清、休克、昏迷的患者，及某些精神病患者。

（2）指导–合作型模式：是近年来在护理实践中发展起来的护患关系模式，也是目前护患关系的主要模式。此模式的特点是“护士告诉患者应该做什么和怎么做”。护士根据患者的病情决定护理方案和措施，对患者进行健康教育和指导；患者常会选择性地接受护士的指导并与其合作。在临床护理工作中，此模式主要适用于患有急性病的患者和外科手术后处于恢复期的患者。

（3）共同参与型模式：是一种双向、平等的新型护患关系模式，此模式以护患间的平等合作为基础，强调护患双方具有平等的权利，共同参与决策、治疗和护理过程。此模式的特点是“护士积极协助患者进行自我护理”。护士为患者提供合理的建议和方案；患者主动地配合治疗，积极参与护理活动，双方共同分担风险，共享护理成果。在临床护理工作中，共同参与型模式主要适用于具有一定文化知识水平的慢性病患者。

在临床护理实践中，护士应根据患者的具体情况、患病的不同阶段，选择适宜的护患关系模式，以达到满足患者需要、提高护理水平、确保护理服务质量的目的。

3.护患关系的影响因素　临床上，护士与患者接触最多、关系最密切，发生冲突的机会也最多。影响护患关系的因素主要有以下几点。

（1）信任程度：信任是建立良好护患关系的前提和基础。护士取得患者的信任通常取决于两方面。一是服务意识。护士在工作中有爱心、耐心、细心、同理心，主动热情、细致周到地为患者服务，这是取得患者信任的有效方式。二是技术水平。护士扎实的专业知识和娴熟的操作技能是赢得患者信任的重要因素。

（2）角色定位：角色是处于一定社会地位的个体或群体在实现与其地位相联系的权利与义务的过程中所表现出来的符合社会期望的行为模式。护士或患者对于自己承担的角色认识不清或缺乏理解，则会因为对方的言行不能达到自己的期望值而导致关系紧张或沟通障碍。

（3）责任界定：护患双方对自己的角色功能认识不清，对自己应承担的责任和义务不了解可能会导致冲突。其冲突主要表现在两个方面：一是谁承担患者的健康问题；二是谁负责患者的健康状况。例如，如果患者不清楚心理情绪、生活习惯等会引起疾病，就会把疾病康复和治疗护理的责任全部推给医生和护士，而忽视自己应承担的责任。如果护士认为不需要为患者因心理和社会因素引起的健康问题负责任，也容易引发分歧。事实上新型医学模式认为，患者的不健康行为是可以通过健康教育进行干预并得到纠正的，解决由心理和社会因素引起的健康问题已成为现代护理工作的重要内容。

（4）权益影响：每个社会角色都有需要承担的责任和义务，也享有相应的权益。患者的权益是获得安全和健康，但多数情况下患者并不具有维护自己权益的知识和能力，不得不依靠医护人员来维护自己的权益。尤其当护患双方的权益发生冲突时，护士的态度可能会影响护患关系。

（5）理解分歧：由于护患双方的年龄、职业、生活阅历和受教育程度不同，在交往过程中容易产生理解分歧。如有的护士习惯使用专业术语，或语言表述简单；有的患者对护士职业缺乏理解，或者重医不重护，都可能让护患双方产生理解的偏差。

（6）医院管理制度：医院的医疗条件、管理体制、岗位配置，会一定程度上影响护理服务质量和护理工作的满意度。

4.建立良好护患关系对护士的要求

（1）保持健康的生活方式和良好的情绪。作为一名合格的护士，应该拥有健康的生活方式和良好、稳定的情绪，能以良好的身心状态投身于工作中，用自己积极向上的心态去感染患者、教育患者，从而有利于患者的治疗和康复。

（2）提高护理水平，重视人文关怀。护士扎实的专业知识和娴熟的操作技能是赢得患者信任和建立良好护患关系的重要基础。同时，护士需要加强人文知识的学习，培养人文精神，在护理实践中锻炼和提高人文关怀能力。这样既有利于提高服务态度和护理质量，又能保证护理人员拥有健康的身心素质和心理状态。

（3）真诚对待患者，取得患者信任。护士要有仁爱之心，并适当地同理、移情，了解患者的经历和感受，站在患者的立场上考虑问题，想患者所想，急患者所急，痛患者所痛，让患者感受到真诚的关心，从而形成信任感，促进护患关系良好发展。

（4）尊重患者权利，调动患者主动性。患者是独立的个体，绝大多数患者能对自己的言行负责，且有能力参与自己护理计划的实施。护士应尊重患者的权利，鼓励患者积极参与制订护理活动计划，充分调动其主观能动性，指导和帮助他们恢复健康。

（5）掌握沟通技巧，实施有效干预。在护患交往中，护士必须掌握沟通时机、态度、技巧、距离、语言等。护士需掌握可行的心理护理方法，比如可以学习近些年来广泛应用的“叙事护理”的理论和技巧：倾听患者故事、感受患者心理、帮助患者重构疾病故事及生活故事中的积极意义，走进患者的生命，找到沟通切入点，继而实施有效沟通和护理干预。

（二）和谐护士与患者家属的关系

患者家属在促进患者康复中起着非常重要的作用，护士要重视与患者家属的沟通和关系。特别是遇到婴幼儿、危重、昏迷、高龄、聋哑、精神病等特殊患者时，护士与患者家属保持积极有效的沟通显得尤为重要。

1.患者家属的角色特征　家人患病会给家庭造成不同程度的影响。特别是家庭主要成员患病，影响尤为明显。为了照顾和支持患者，家庭成员原先承担的角色功能不得不相应调整。作为患者家属，其角色特征包括：患者生活的照顾者；患者心情的安慰者；患者病痛的共同承受者；患者护理计划制订与落实的参与者；患者原有家庭角色功能的替代者。家属的心情既受患者的影响，同时也影响着患者。因此，护士应把家属当作帮助患者恢复健康的助手看待，要善于调动家属的积极力量，共同为患者提供高质量的护理服务。

2.护士与患者家属关系的影响因素

（1）角色理解：护士与患者家属之间缺乏相互理解，容易导致双方关系紧张。尤其年轻护士由于人生阅历等因素，可能不能充分体会家属的心情和难处。当亲人突发重病，家属往往不知所措、难以接受，他们常在医护人员身上寄予厚望，希望医生妙手回春、药到病除，要求护士有求必应、随叫随到。但由于现代医疗水平的限制、临床护理工作繁琐等现实因素，护士无法为患者解决所有问题。有些患者家属就会对护士有埋怨、指责等。

（2）角色职责：患者的照顾和护理需要家属的积极参与。有些家属认为既然缴纳了费用，医院就应当全面承担患者的治疗护理、生活照顾职责，而把自己摆在监督员和旁观者的位置，不主动参与照护。而有的护士把本应由自己完成的工作交给患者家属，或家属参与过多甚至不经过护士直接自己决定照护内容。但家属大多不是专业人员，缺乏护理知识，难以保证护理质量。所以当患者照护过程中出现了差错，双方可能会出现责任不明确的情况。

（3）角色期望：护士被人们誉为“白衣天使”，这是人们对护士职业美好形象的期望。许多患者及其家属也以此来勾画理想中护士的形象，并用理想的标准来衡量现实中的每位护士。当发现某位护士的行为与他们的期望不符时，可能会产生不满情绪。

3.建立良好护士与患者家属关系对护士的要求　在护士与患者家属的关系中，护士要主动维护和促进。具体可以从以下几方面做起。

（1）热情接待，主动介绍。患者生病住院，家属会来院探望或照顾。有的家属对医院环境不熟悉，对医院的制度不了解，对患者的病情及其他相关信息不明了。这时，护士应理解家属的心情，热情接待，主动介绍医院环境、医护人员水平、陪护探视制度，以及患者的病情、治疗措施及预后，让患者家属对医院的情况及患者的病情心中有数，产生安全感和信任感，以减轻陌生、紧张和焦虑的情绪。

（2）听取询问，耐心解答。患者及其家属大多为非医护专业人员，他们往往缺乏医学知识，而对患者疾病的担心又使得他们可能反复多次地询问相关问题，如患者病情会不会恶化？用哪些药物治疗？用的药是否有不良反应？哪些食物不能吃？护士应根据自己的专业知识、经验耐心地解答，既可增加患者家属对护士的信任感，同时借助家属的转述做好患者的心理抚慰工作。

（3）评估家庭，解决困难。护士通过与患者家属的沟通，了解患者生病后的家庭情况，评估可能存在的问题。针对家庭面临的困难，护士可与家属共同商讨解决问题的办法，提供必要的帮助，这对于建立良好的关系是十分有益的。

（4）通报病情，有效指导。许多家属迫切想知道亲人患病的详细信息，尤其是当亲人病情恶化或病危时，患者家属常因担忧而表现出急躁、不冷静，容易与人发生争执和冲突。此时，护士更应冷静对待，随时向患者家属通报病情，这有利于化解矛盾。一般来说，患者家属都有参与护理亲人的积极性，希望能更好地照顾患者，护士应认真有效地指导家属。尤其是出院后，患者的院外护理主要是由家属完成。当患者出院时，护士应与患者家属多沟通，指导他们更好地帮助患者继续调养和痊愈。

（三）和谐护士与医生的关系

医护关系是指医生与护士在医疗护理活动中形成的相互关系，是护理人际关系的重要组成部分。良好的医护关系是顺利完成医疗护理活动、解除患者疾患、促进患者康复的重要保证。随着护理专业和护理学科的迅速发展，医护关系模式已由传统的从属型向互补型转变。在疾病的康复过程中，医疗和护理同样重要，二者互相影响、相互依存。

1.医护关系的影响因素

（1）职责分工：在为患者服务的过程中，医生和护士均有其独立的角色功能，并承担相应责任。分工合理有助于双方互助和谐。如若存在人员比例、岗位设置、薪资报酬不合理，则易造成护士心理失调，加上工作上的压力也可能影响护士的情绪，以致影响医护关系。

（2）领域了解：医护双方可能因对对方专业知识的了解不深入而影响合作关系。例如，医生埋怨护士观察病情不够仔细，不能按时完成治疗计划；护士埋怨医生的医嘱无计划、不及时，物品使用后不能及时清理和归位等。如果双方角色理解的欠缺持续存在，也不利于医护和谐。

（3）权利争议：医生和护士按照分工在各自职责范围内承担责任，同时拥有相应的自主权。有时双方觉得其自主权受到侵犯，也可能导致矛盾。比如医生和护士对患者病情评估不一致或对处理疾病的方法有争议时，这时双方若不能心平气和地有效沟通以求统一思想，也可能会影响医护关系。

2.建立良好医护关系的技巧

（1）把握角色，各司其职。医生和护士的工作对象及目的虽然相同，但双方工作的侧重点和使用的技术手段却大有不同。医生对患者所患疾病做出正确诊断，并采取恰当方法予以治疗；护士则执行医嘱，并做好患者的整体护理。在临床工作中，护士应主动向医生介绍护理专业的发展和特征，积极取得医生的理解与支持。

（2）真诚合作，相互尊重。医护双方应该理解和尊重对方的工作，充分认识对方在临床工作中的积极作用，承认对方的重要性。医护之间真诚、默契的合作是医疗护理工作顺利开展的保证。医生的医嘱可以为护理工作提供方向，护士对患者细致的观察和记录则为医生提供了疾病转归的依据。为了更好地维护患者的利益，保证患者的安全，医生和护士还要互相监督，及时发现并纠正医疗或护理中的差错。医护双方应主动地帮助对方在患者面前树立威信。当医护协调出现障碍时，切忌在患者面前争吵和对立，双方应寻求沟通、彼此谅解，私下善意地提出合理化建议或意见。

（3）互相学习，取长补短。随着现代医学的快速发展，护士不仅要掌握和提高护理专业知识，学习相关人文、社会知识，还要向医生虚心请教，把握疾病的发生、发展和转归过程。医生也应了解相应的护理技术，从而使医疗与护理相得益彰、相互启迪。

（四）和谐护士之间的关系

护际关系是指护士之间的交往关系。在护际交往中，护士由于年龄、知识水平、学历、工作经历、职责分工等的不同表现出不同的心理特征。为了实现护际之间良好的沟通，护士需要掌握护际关系的沟通技巧。

1.护际关系的影响因素

（1）护士与管理人员之间：护士与护理管理者进行沟通时，希望管理者有较强的领导能力，能够在各方面对自己进行帮助和指导，希望护理管理者能公平地对待每个人，提供更多机会；护理管理者更注重绩效管理，会对护士严格要求，希望护士服从分配，希望护士能处理好家庭与工作的关系，全身心地投入工作，同时希望护士具有较好的身体素质，能够胜任岗位需求。因此，护士与护理管理者在沟通中应明确对方的期望并努力达成。

（2）新、老护士之间：由于工作经历、年龄不同，新、老护士在沟通中可能会发生误会。老护士能力强、职称高、经验丰富，认为有的年轻护士不够稳重、不能吃苦、缺乏礼貌；新护士精力充沛、反应敏捷、动作迅速，可能感觉年老护士墨守成规、爱唠叨，对老护士表现出不够谦虚的态度，从而导致新、老护士之间产生沟通障碍。

（3）不同学历的护士之间：随着高等护理教育的发展，高学历的护士不断涌入临床护理队伍。部分高学历的护士认为自己是本科、研究生毕业，理论基础扎实，往往眼高手低，不愿意从事基础护理工作，不愿意向身边低学历的护士请教；一些低学历的护士认为高学历护士动手能力不一定强，所做的工作和自己一样却更容易得到护理管理者的器重和培养，可能会有不满情绪。

（4）带教护士与实习护生之间：带教护士与实习护生既是师徒关系又是同行关系，带教护士希望护生虚心懂事、勤快主动、尊重自己；护生则希望带教护士医德高尚、业务熟练、耐心指导。当护生对临床护理技术接受较慢或带教护士态度冷淡时，双方不易和谐。

（5）护士与护理员或护工之间：大多数护理员或护工未经历专业学校的正规教育，缺乏扎实的理论基础，常认为自己地位低，有自卑感，在与护士的交往中常处于被动地位，但他们也希望护士能尊重他们，不随意指挥他们；护士则希望护理员或护工能多掌握一些临床护理知识，能协助护士多承担一些基础护理工作，减轻自身的工作压力。当护理员或护工不认真对待或敷衍工作，当护士任意指挥护理员或护工时，常会引起矛盾。

2.建立良好护际关系的技巧

（1）建立平等友爱的人际氛围：护际沟通以互相理解、相互帮助为前提。护理管理者需要以身作则、严以律己、以德服人、知人善用、处事公平，充分信任下属；护士要理解护理管理者工作的难处，尊重领导，服从管理、以大局为重。护士之间需要互相帮助，互相学习。老护士要耐心帮助年轻护士成长，做好传、帮、带工作；新护士要虚心地向老护士学习，培养吃苦耐劳和奉献精神。带教护士要对实习护生热情耐心，多指导、多鼓励、少斥责；实习护生要谦虚、勤奋、好学，尊重带教护士。护士与护理员或护工之间需要互相理解和尊重，护士不应随意指责护理员或护工。

（2）创造团结协作的工作环境：护理工作琐碎，中间环节多且连贯性强。一系列护理任务仅靠一位护士是完不成的。例如，一名长期卧床的患者在住院期间预防压疮，就需要各班护士的合力精心照料。护士之间既要有分工，又要团队合作。护士在完成本班工作的同时为下一班工作做好准备，在其他护士遇到困难时主动提供帮助，有助于创造一团和气的工作环境。另外，如何对待和处理护理工作中的差错问题，通常是影响护际关系的重要因素，一名识大体、顾大局、有良好修养的护士应该敢于承担责任。

在护理人际关系中，不仅患者需要理解和关爱，医护人员同样需要关怀和抚慰，尤其是护士。护士在最美的青春岁月走进医院，每一位都像含苞待放的春花。护士在整个职业生涯中，一直在承受、奉献和耗竭，很少被抚慰、被滋养、被丰盈。护士关爱护理对象的同时，也需要关爱自己的生命，积极寻找合适的途径和方法疏泄积攒在身上的压力及负面情绪，提升个体的生命质量，在退休时亦拥有秋叶之静美。

课内实训

实训一

【实训内容】护理人际关系讨论会。

【实训目的】了解良好护理人际关系的重要性。

【实训方法】按照自由组合的原则，将全班同学分为若干个六人的小组。

1.小组学习　结合教材相关内容，以小组为单位进行学习、讨论，并通过图书馆、网络等途径搜集信息，总结护理人际关系在临床工作中的重要性。最后将讨论的结果制作成PPT。

2. 教师点评　邀请临床一线工作者或曾有临床一线工作经验的教师参与，向其演示PPT并请对方评价。一线工作者或有丰富经验的教师通过自身工作中的实例，向同学们讲解良好护理人际关系的重要性。

实训二

【实训内容】情景模拟护患关系模式。

【实训目的】掌握护患人际关系的常见模式，理解不同护患关系对护士的要求。

【实训方法】按照自由组合的原则，将全班同学分为若干个六人的小组。

1. 情景模拟　实训指导教师按照护患关系的三种模式各提供一个经典病例。每个小组再分为三组，每组两人，分别扮演护士和患者。按照三种护患关系的模式模拟相关情景，排练情景剧，并在小组内进行演示。一组同学进行情景模拟的同时，其他同学认真观摩，体会并记录不同护患关系模式下双方的感受。

2. 小组讨论　扮演不同角色的同学分别阐述各自的感受，其他同学可以交流通过观察得到的体会，并相互讨论。将讨论的结果制作成PPT。

3. 教师点评　通过点评，大家加深对护患关系三种模式的理解，并讨论每种模式的优点和缺点。

实训三

【实训内容】护患关系影响因素讨论会。

【实训目的】理解护患关系的影响因素，学会促进护患关系的方法。

【实训方法】按照自由组合的原则，将全班同学分为若干个六人的小组。

1. 小组学习　结合教材相关内容，以小组为单位先进行学习、讨论，通过图书馆、网络等方式自行收集护患关系紧张的典型案例并进行讨论。

2. 情景模拟　挑选典型案例，小组进行情景模拟。角色扮演者代入其中体会当事人的感受，其他人观摩学习并进行记录。

3. 小组讨论　扮演不同角色的同学分别阐述各自的感受，其他同学可以交流自己通过观察得到的体会，并相互讨论。将讨论的结果制作成PPT。

4. 教师点评　通过点评，大家加深对造成护患关系紧张因素的理解；通过讨论和学习，理解建立良好护患关系对护士的要求，并掌握避免护患关系紧张的方法。

案例回顾

护士小林面对的护理人际关系是护士与患者家属的关系。由于患儿年龄非常小，护士与家属的有效沟通尤其重要。可以通过积极有效的沟通获取患儿发病的相关信息。小林需要用真诚的态度和娴熟的技术取得家属的信任。小林接下来可以这样做，边接过孩子边说："宝宝真可爱，有五六个月了吧，宝宝真乖，阿姨抱抱。"小林抱过孩子轻轻拍拍，娴熟地给患儿吸氧，并耐心地哄着。一会儿，孩子不哭不闹了。孩子病情的缓解将有助于减轻孩子母亲的焦虑。

第三章
日常交往礼仪

章前引言

日常交往礼仪是人们在工作和生活中经常使用的礼仪，要求在人际交往、社会交往活动中遵守，包括公共礼仪、见面礼仪、通讯礼仪、公务礼仪。人们的内在素质和外在行为是通过日常交往礼仪表现出来的，随着当今社会的不断发展，人们的交往越来越广泛、交流形式也越来越多样，需要人们掌握各类礼仪，以便灵活运用到社会交往中。恰到好处地使用礼仪规范可以提高个人素质，提高社会文明程度，促进社会和谐发展。日常交往礼仪在护患之间尤其重要，护士不仅要有娴熟的操作技术，还要有与患者建立良好人际关系的能力，这就要求学会日常中的见面礼仪、通讯礼仪等，以便对患者的身心健康起到积极的效果。此外，护士还要承担护理工作以外的任务，如日常会议接待、宴请宾客等。运用礼仪规范，遵循约定俗成的礼仪要求，给他人留下良好印象，也能让自己发挥最大的价值。如果护士不懂日常交往的礼仪规范，无法处理好护患关系，也就无法完成护理工作。因此，护士掌握日常交往礼仪，营造完美的医疗环境，有助于促进护理行业平衡、稳定发展。

学习目标

1.识记基本公共礼仪规范。

2.理解公共礼仪的原则。

3.学会介绍、握手、鞠躬、点头、握手、微笑的要点及方式。

思政目标

1.培养使用电话礼仪的能力。

2.学会特定公共场合的礼仪。

3.理解公共场合的自我形象要求。

案例导入

在消化内科的护士站，电话突然响起，正忙于书写病历的护士文文接起电话，她说：“喂，你找谁？”电话是护理部打来的，内容是通知护士长明天上午九点在三楼会议室开会，这时护士长恰巧不在，要文文帮忙转达电话内容。文文随便找了一张纸记下电话内容，放下电话后文文就投入到工作当中去了。因为工作太忙，她忘记了转达给护士长电话的事情，记下内容的那张纸条由于没能妥善保管，现在也不翼而飞了。因为文文的疏忽，没有将开会的事情告诉护士长，导致护士长未能参加会议，受到了护理部的批评。对于这件事，文文内疚了很久。事后，文文找到护士长说明了情况并向其道歉，最终得到了护士长的谅解。

思考题

1. 护士文文应注意哪些电话礼仪？

2. 由于护士文文的过错，导致耽误护士长开会，她应该怎样与护士长沟通？

第一节　公共礼仪

公共礼仪是指在公共场合应遵守的礼仪规范，是人们在交际应酬中所应具备的基本素养。具有良好的公共礼仪，可以使人与人之间的交往更加顺畅，使人们的生活更加美好。

一、基本公共礼仪

（一）称谓礼仪

称谓是指人们在日常交往中因亲属或其他关系而建立起来的称呼语。选择正确、恰当的称谓，也是交往成功的重要过程，同时也反映出一个人的文明、修养和学识。与他人沟通时使用敬语，有利于交谈的顺利展开，也有利于社会文明的发展。

1.称谓礼仪的原则

（1）遵守性原则：在日常交往中，每个人都应该遵守称谓礼仪。中国是礼仪大国，自古就有“长尊有序”“敬老爱幼”的优良传统，我们应该维持正确的称谓礼仪，使用称谓也讲究入乡随俗，根据当地的风俗习惯而定。

（2）规范性原则：在特定场合下，选择适当的称谓是交往礼仪的重要原则。如先长后幼、先高后低、先女后男。对工人、厨师称其师傅；对教师、医生称其职业；有多重关系的情况下，正式场合称其职务或职业，私下场合则可以使用亲密称呼。

（3）礼貌性原则：使用尊称是人际交往文明礼貌的基本原则之一，每个人都希望得到他人的尊敬与认可。礼貌得体的称谓，表达了对他人的尊重。如与人交谈时，通常使用“您”，而少用“你”。

2.称谓的方式

（1）一般性称谓：通常情况下，对成年男子称为先生；对已婚女子称为夫人、太太或者女士；对未婚女子称为小姐或女士。一般性称呼应用范围较广。

（2）职业、职务称谓：有明确职业、职务者，通常姓氏后面加职业或职务的名称，这样既实现了使用的准确性，又表达了礼貌亲切。如“刘护士”“王老师”“张局长”“李主任”等。

（3）姓氏称谓：用对方的姓氏称呼。若对方与自己较熟悉或是同辈人时，常在其姓前加“老”字，如“老宋”；若对方比自己年龄小、身份低，则在其姓前加“小”字，如“小张”；若对方身份德高望重，可在其姓后加“老”称之，如“王老”。

（4）亲属称谓：在非亲属关系中，使用类似亲属关系的称谓，来表达亲近、敬重之意，如“张奶奶”“王阿姨”等。

3.称谓礼仪避讳

（1）使用失礼称谓：在公共场合称呼对方用绰号、昵称，如“煤球”；不称谓对方而直接开始对话，如护士直接对患者说“打针了”；用特定名称代替称谓，如“穿粉衣服的人”。

这样做极容易伤害对方，同时也显得自己缺乏教养，应杜绝使用失礼称谓。

（2）使用错误称谓：中国文化博大精深，很多汉字都是多音字。在社交场合中应避免念错他人的姓氏，这样会造成双方的尴尬。如“单”（dān）作为姓氏时读“shàn”等。

（3）滥用地方称谓：各地都有一些具地方特色的称谓，如北京人习惯称人为“师傅”，山东人习惯称人为“伙计”，东北人习惯称人为“哥们”等。在公共社交场合应避免滥用甚至用错地方称谓。

（二）使用规范语言

语言规范是指人们使用某种语言应共同遵守的语音、词汇、语法等方面的标准和典范。

1.语音语速　语音语调适中，语速均匀。在交流中，应注意自己的发音是否准确，做到表达清晰、语速适中、不快不慢、亲切自然，切忌音调忽高忽低，矫揉造作的情况。一般情况下，人们的语速保持在150～300字/分比较合适。

2.用词恰当　沟通时词语要通俗易懂、语义要准确、语言要清晰、语法要规范。在日常的言谈中也需注意自己的用词。

（1）见面语：与亲人、朋友、同事见面时，表达自己的热情，如“很久未见，见到您很高兴”等。

（2）问候语：是指问好、问安的语言，如“您最近怎么样”“您好”等。

（3）感谢语：当得到别人帮助时，表示感谢的话，如“谢谢您”“感激不尽”“万分感谢”等。

（4）道歉语：用来表达自己的歉意或者遗憾时的用语，如“对不起”“让您久等了”等。

（5）拜托语：在向朋友或者他人提出某种请求时使用的语言，如“拜托您”“请帮个忙”等。

（6）安慰语：指用宽慰、鼓励以及共情的语言去减轻对方的不安或焦虑。如“您别太担心了”“先不要着急”等。

（7）祝福语：在欢迎或送别时用的语言，如“欢迎光临”“祝您早日康复”“一路平安”等。

二、公共礼仪的原则

在日常交往过程中，人们为了树立和维护良好的形象，建立和谐关系而遵守的礼仪原则。

（一）尊重的原则

尊重是公共礼仪中最根本的原则。在交往活动中，每一位参与者不论其职位高低、财富多少都应尊重他人。尊重是日常交往的基础，只有互相尊重，才能保持良好的人际关系。

（二）平等的原则

平等是现代公共礼仪的首要原则。对一切人要一视同仁，尊重他人的人格与尊严。不因对方地位显赫而阿谀奉承，也不因对方平凡而冷漠忽视。应用平等的态度去对待对方。

（三）诚信的原则

以诚待人，恪守信义，在人与人之间架起信任的桥梁。交往中要诚实守信，不能表里不一，当面一套，背后一套。

（四）宽容的原则

人们在交往活动中要严于律己、宽以待人，不应求全责备、斤斤计较。宽容是一种较高的思想境界，应多站在对方的立场去考虑，换位思考，理解他人。

（五）自律的原则

人们要自觉掌握礼仪规范，在心目中自觉树立起道德信念和行为准则。在社交活动中，每个人都应从一言一行、一举一动上严格按照礼仪规范要求自己，努力做到严于律己。

三、特定公共场合礼仪

（一）阅览室礼仪

1.注意整洁，遵守规则　应注意着装端庄整洁，塑造自己的最佳形象，不能穿拖鞋入内，不要披衣散扣。翻看查阅书籍时，不可用笔在卡片上涂抹画线。

2.保持安静，禁止喧哗　走路脚步要轻，说话要细声细语，不要吃有声或带壳的食物。应将手机调至振动或静音，不得在室内使用手机。

3.保护设施，爱护环境　阅览室的公共设施都属于公共财产，应该注意爱护，不能随意破坏。同时，禁止在室内吸烟或乱丢废弃物。

（二）影剧院礼仪

应提前入座，有礼貌地向已就座者示意请其让自己通过，在通过让座者时要与之正面相对，切勿让自己的臀部正对着人家的脸。在影剧院不可大呼小叫、大吃大喝。演出结束后观众应有序离开，不要推搡。

（三）排队等候礼仪

列队秩序需众人共同维护。应尽量调整好心态，耐心等候。排队应遵循先来后到，依次而行。不仅自己做到不插队，还要做到不让自己认识的人插队。

（四）乘车礼仪

上车时，应让车子开到客人跟前，帮助客人打开车门，站在客人身后等候客人上车。若客人中有长辈，还应扶其上车，自己再进入车内。下车时，则应先下车，打开车门，等候客人或长者下车。

（五）行路礼仪

行路时应自觉遵守交通规则，行路靠右侧。过马路时，须注意交通信号灯。两人同行时，右为大、左为小；三人同行时，中央为尊、右次之、左为再次之。行路时不吃零食，不吸烟，不勾肩搭背，不乱扔杂物，不随地吐痰，文明行路。

四、在公共场合的自我形象要求

在公共场合中，自我形象的要求十分重要，人们的言语交际、行为举止、着装打扮都代表着自己，也是在向外界传递有关自己的信息。

（一）言语交际

在公共场合中想要提高自身形象，可以巧妙运用言语交际，从而拉近彼此的关系，给对方留下好的印象。

1.交谈时，要注意语速和语言，避免使用鼻音、尖音、低音、平音，同时避免使用“口头语”。

2.要使用规范性语言，加强语言修养，讲究语言的艺术性，注意词语、语义、语法。

3.认真聆听他人的话语，多用眼睛去看，注意对方的肢体动作，要略带微笑流露出适当的表情，使他人感受到你的真诚。

（二）行为举止

在公共场合中，每个人的举手投足都关系着自己的整体形象。应当注意以下几方面的行为举止。

1.“坐如钟，站如松”，应坐有坐姿，站有站相。

2.在公共场合不要有不雅观的动作，如抓挠身体、挖鼻孔等。

3.进入公共区域不能高声说笑，更不能随地吐痰、乱扔垃圾等。

（三）服饰

是指用来装饰人的物品的总称。服饰本身是没有生命力的，但它通过人为载体向交往对象传递着信息。在交际活动中，服饰要与当时所处的环境相协调，选择服装的款式、颜色、材料应合乎自身特点，也要与自身的体型、发型、脸型和肤色等一致，这样才能突显个性，给别人留下特别的印象。

第二节　见面礼仪

见面礼仪是日常交往礼仪中最常用、最基础的礼仪。人与人之间的交往都要用到见面礼仪，特别是从事服务行业的人。掌握一些见面礼仪，能给他人留下良好的第一印象，为以后顺利开展工作打下基础。常用的见面礼仪有介绍礼仪、握手礼仪、鞠躬礼仪、点头礼仪、挥手礼仪和微笑礼仪等。

一、介绍礼仪

介绍礼仪是人们在日常交往中相互认识的最为常见的形式。护理工作中经常会用到介绍礼仪，护士学会各种介绍方式有助于增进护患关系。

（一）介绍礼仪的基本要点

1.介绍的时机　介绍要选择恰当的时机，最好选择在对方有时间、感兴趣的情况下进行自我介绍，更容易给对方留下深刻的印象。

2.介绍的手势　介绍他人时，手臂向外侧横向伸出，肘关节自然弯曲，掌心向上，四指并拢，拇指稍稍分开，指尖朝向被介绍者；介绍自己时，可用右手放在左胸上，不可用手指指向自己。

3.介绍的顺序　遵循“尊者有优先知情权”的原则，为他人介绍的顺序可按如下原则。

（1）介绍年长者和年轻者时，先介绍年轻者，再介绍年长者。如“刘阿姨您好，这是我的同事王丽。”“王丽，这是刘阿姨。”

（2）介绍职位高者和职位低者时，先介绍职位低者，再介绍职位高者。如“李院长您好，这位是心外科的张护士长。”“张护士长，这位是李院长。”

（3）介绍主人和客人时，先介绍客人，再介绍主人。如“王姥姥您好，这是我的同学吴月。”“吴月，这是王姥姥。”

（4）介绍女士和男士时，先介绍男士，再介绍女士。如“李女士您好，请允许我向您介绍，这位是张亮先生。”

4.介绍的内容　介绍时应语言规范、有礼貌。在较正式的场合下将双方的姓名、单位、职务、职称等信息详细介绍给对方，以便双方采取合适称谓。

（二）介绍礼仪的方式

人与人之间介绍彼此认识的方式多种多样。常用的介绍方式有自我介绍、他人介绍、集体介绍、名片介绍等。

1.自我介绍　自我介绍是人际沟通中不可或缺的重要组成部分。应及时准确地介绍自己的姓名和身份，同时要语言清晰、面带微笑。通用的形式有以下几种。

（1）应酬式：适用于一般性社交场合，此方式最为简洁。如“您好，我是王丽。”

（2）工作式：适用于工作场合，内容相对详细。如“您好，我叫李力，是××医院心内科护士。”

（3）交流式：适用于各种社交场合，想要进一步交往时应用较多。如“您好，我叫张杰，毕业于××卫生学校，现在在××医院工作。”

（4）礼仪式：适用于比较正规而隆重的场合，如报告、演出、庆典仪式等。如“各位同学大家好！我是××学校校长，对新入学的同学表示热烈欢迎！”

（5）问答式：适用于公务交往场合，针对对方提出的问题进行回答。如“各位老师好，我是今天的3号考生。”

2.他人介绍　由第三者介绍双方认识的一种方式。通用的形式有以下几种。

（1）标准式：适用于比较正式的场合。介绍双方的姓名、单位、部门、职务等。如“请允许我来为两位引荐一下，这位是××学校的刘老师，这位是××医院的王医生。”

（2）简单式：适用于一般社交场合。一般只介绍双方的姓名。如“这位是王丽，这位是张亮，你们认识一下吧。”

（3）强调式：适用于各种社交场合。强调某一位被介绍人与介绍人之间的关系，引起被介绍人的注意。如“王老师，这位是我的妹妹，现在是您班级的学生，请严格要求她。”

（4）礼仪式：适用于正式场合。是一种最正式的他人介绍方式，介绍时语气、称谓上更规范和谦恭。如“您好！请允许我将××医院的张院长介绍给您；张院长，这位是卫生局的王局长。”

（5）推荐式：适用于比较正式的社交场合。有意将一方推荐给另一方。如“王院长您好，这是××学校即将毕业的学生，成绩非常优异，毕业后想到贵医院实习。”

3.集体介绍　是他人介绍的一种特殊形式。大体可分为两类：一是为一人和多人做介绍；二是为多人和多人做介绍。集体介绍的顺序可参照他人介绍的顺序，也可酌情灵活处理。应注意越是正式、大型的交际活动，越要注意介绍的顺序。

4.名片介绍　相互交换名片是现代社交场合中彼此建立联系的一个重要步骤，是现代人常备的沟通交流工具。名片内容一般为姓名、办公地址、电话号码、单位名称、职务、职称、邮箱等，恰到好处地使用名片，既可显示自己的修养和风度，又可以更快地帮助自己进入角色。

（1）递交名片礼仪：应在交谈开始前、交谈融洽时、握手告别时进行。递交名片时，应站起身、用双手递上，名片正面朝向对方。同时可以附上“请多关照”“请多指教”等寒暄用语。交换名片时不可用左手递交名片，名片应位于肩下腰上，不可高于胸部，不可用手指夹名片交给他人，以免失礼。

（2）接受名片礼仪：当对方表示要递名片给自己或交换名片时，应起身微笑站立，态度谦恭，目视对方，双手恭敬地接过名片并加以确认。若需回赠名片时，应先收好对方名片，再递增自己的名片，不要一来一往同时进行，容易慌乱而有失礼仪。接过名片后应认真阅读，然后放入名片夹，不可随意丢在桌上或拿在手中折叠，会显得失礼。

（3）索要名片礼仪：需要向对方索要名片时，可用相互交换名片的方式，也可用询问的方式。如“我们可以交换一下名片吗？”“以后怎么联系您？”或“今后如何向您请教？”

（三）介绍礼仪的注意事项

1.介绍的内容要实事求是，符合自己的真实身份，不可自吹自擂、夸大其词。

2.自我介绍时应先向对方点头致意，态度要自然、友善，得到回应后再自我介绍，一般介绍时间为30秒，最长不超过1分钟。

3.被介绍者应起身站立，可以用礼貌用语互相问候、点头微笑、握手致意。切忌反应冷淡。被介绍双方应与介绍人呈三角站位，不应背对任何一方。

二、握手礼仪

握手作为中国人惯用的社交礼仪，表示友好，表示交流，表示尊重，表示彼此之间的沟通无障碍。

（一）握手礼仪的基本要点

1.握手的时机　在日常社交活动中，迎接或送别来宾之时，应与对方握手，以示欢迎与欢送；遇到长辈、领导、同事、朋友或邻居时应握手，以示高兴与问候；赠送礼品或颁发奖品时应握手，以示郑重其事；得知他人遇到挫折或家人过世时应握手，以示慰问。

2.握手的次序　应遵循“尊者决定”这一原则。

（1）长辈与晚辈握手，由长辈先伸出手。

（2）男士与女士握手，由女士先伸手。

（3）身份高者与身份低者握手，由身份高者先伸手。

（4）朋友、平辈见面可不分先后，先伸出手者表现更为礼貌。

（5）特殊情况下，当客人抵达时，主人有意先伸出手来与客人相握，表示欢迎；而在客人告辞时，则应由客人先伸出手来与主人相握，表示感谢和再见。

3.握手的神态　与人握手时神态应专注、热情、友好，口道问候语，切忌表情敷衍、冷漠。

（二）握手礼仪的方式

面带笑容，目视对方，行至1米左右的距离，上身稍向前倾，伸出右手，掌心略向上，四指并拢，拇指略张开，双方的手掌与地面垂直，上下晃动3～4次，时间停留3～5秒，用力轻度适宜。初次见面或与异性握手时间不宜过久，老朋友间为了表示真诚和热情可以握手时间长一些，但是也不宜超过20秒。

（三）握手礼仪的禁忌

1.禁忌在座位上与人握手，除非身体条件受限或场所有限。

2.禁忌不要形成“十”字形，避免两人握手时与另外两人相握的手形成交叉状。

3.禁忌用左手握手，尤其是与阿拉伯人、印度人打交道时要谨记，因为在他们看来左手是不清洁的。

4.禁忌戴手套与人握手，只有女士在社交场合戴着薄纱手套与人握手才是被允许的。

5.禁忌只握住对方的手指尖，像是迫于无奈，这种“死鱼式握手”是公认的失礼做法。

6.禁忌握手时面无表情、不置一词或滥用热情、过分客套。

7.禁忌脏手与人相握，如果手有汗渍或脏东西，要向对方说明一下“不好意思，我的手不干净”，以免造成误会。

8.禁忌拒绝他人主动握手的要求，即使对方顺序有误，如果拒绝他人则成了自己的错误。

三、鞠躬礼仪

（一）鞠躬礼仪的基本要点

1.鞠躬礼的角度　前倾15°左右表示致意；前倾30°左右表示谢意或歉意；前倾90°的大鞠躬表示悔过或谢罪。下弯的幅度越大，所表示的敬重程度就越大。

2.鞠躬的场合　适用于庄严肃穆或喜庆欢乐的场合，常用于表演者对观众、晚辈对长辈、学生对老师、下级对上级、领受奖品、举行婚礼或参加追悼活动等。

3.鞠躬的次数　根据情况而定，一般是鞠躬一次，但追悼会上采用三鞠躬。

（二）鞠躬礼仪的方式

应面向对方，一般距离2米左右，双脚并拢，双目平视，上身挺直，随轴心运动方向前倾，男士双手放于身体两侧，女士的双手合起放在身体前面。可以同时说“您好”“谢谢大家”“欢迎光临”等，随即恢复原态。

（三）鞠躬礼仪的注意事项

1.一般状态下，鞠躬要脱帽，戴帽子鞠躬是不礼貌的。同时，嘴里不能吃东西或叼着香烟。

2.受礼者一般应以同样姿势还礼，但如果受礼者是长者、领导，也可点头致意或握手。

3.行鞠躬礼时不可抬头观看受礼者，否则会十分失礼。

4.上台领奖时，要先向授奖者鞠躬，以表示谢意；再接奖品，然后转身面向全体与会者鞠躬行礼，以表示敬意。

四、点头礼仪

在公共场合用微微点头表示问候的一种方式。

（一）点头礼仪的基本要点

在一些公共场合遇到领导、长辈，一般不宜主动握手，而应采取点头致意的方式，表示尊敬；交往不深的两人见面或者遇到陌生人又不想主动接触，可以通过点头致意的方式，表示友好；一般距离较远的场合，不宜握手、寒暄，可采用点头致意的方式，表示礼貌。

（二）点头礼仪的方式

点头致意者根据环境驻足或正常行走，目视被致意者的眼睛，将头部向下轻轻一点，可同时说“您好”“见到您很高兴”等。

（三）点头礼仪的注意事项

1.将头部向下轻轻一点，一次为宜，不宜反复点头。

2.如果人员较多，应扫视全体人员后微微点头，幅度不宜过大，速度不宜过快。

五、挥手礼仪

挥手礼常用于与人打招呼和迎送，与点头礼大致相似，最适合向距离较远的熟人打招呼。正确的手势为：伸出右手，右臂伸直高举，手掌心向着对方，其他四指并齐，拇指微张，轻轻向左右摆动一到两下。一般不发出声音，不要将手上下摆动或一直摆动不停。

六、微笑礼仪

微笑礼仪是人际交往中最基本、最常用的礼仪方式。微笑能够表达善意、尊重和友好，通过微笑可与交往对象建立起友好的沟通渠道和良好的交往关系。微笑时不牵动鼻子、不发出声音，面部肌肉放松，双眉稍稍上扬，自然舒展，嘴角微微抿起，嘴唇呈一定弧度。

第三节　通讯礼仪

现在通信设备应用非常广泛，是每个人工作和生活中不可缺少的一部分。而且随着科技的不断发展，通信设备的不断更新，实用功能也在不断增多。通信设备让现代人的生活越来越方便，工作效率也随之提高。

一、电话礼仪

在日常工作生活中，人们常使用电话联络工作和沟通感情，虽然不能面对面的交流，但是人们仍然可以通过电话中的声音、语气、交谈内容体现相应的用意。因此，学习电话礼仪方法是非常必要的。

（一）拨打电话的礼仪

发起电话一方称为发话人。发话人在电话沟通过程中应居于主动地位，必须注意以下问题。

1.选择恰当的时间及空间

（1）通话时间：一般公务电话尽量在工作时间内拨打，最好不要在节假日打扰对方。同时，尽量避免在上午7点之前、晚上22点以后、中午午休或者用餐时间拨打电话。私人电话通常选择在双方方便的时间，可以提前预约时间，以免打扰对方。

（2）通话时长：应遵循“3分钟原则”，打电话时，发话人应当有意识地将每次通话的时间限定在3分钟之内。发话人应事先想好要问的问题，以便节约通话时间，宁短勿长，适可而止。

（3）通话空间：通常不在公共场合打电话，应选择相对安静的环境。同时，也不应在会议室、图书馆等地点通电话。

2.语言规范，内容言简　发话人要做到及时表达、语调温和、语速适中、内容言简，这不仅是礼仪上的规范，而且也是限定通话时长的必要前提。接通电话应先自报家门，包括单位、姓名、职务等。

3.注意事项

（1）应先询问对方通话是否方便。如果不方便，应另约通话时间。若预估通话时间较长，应先征求对方意见，并在通话结束时略表歉意。

（2）电话接通后应首先自报家门，做自我介绍，不要调侃对方，让对方“猜猜我是谁”。

（3）若拨错电话，不要一言不发或者直接挂断，应对接听者表示歉意。

（4）通话时突然中断，应由发话人再次拨打，并向对方稍作解释。

（5）等待接通时不可玩电话、发出异响，以免对方接通电话时受到惊吓。

（6）语言规范、态度友好。通话时不要大喊大叫，震耳欲聋。

（二）接通电话的礼仪

接通电话的一方称为受话人。虽然处于被动地位，但是也不能在礼仪规范上有所松懈，应注意及时接听、谦和应对。

1.接听及时　电话铃声响起，应立即接听，遵守“铃响不过三”的原则，即电话铃响3遍之前拿起话筒。如因特殊情况铃响6遍后才接听电话，须在通话前向对方表示歉意，如“很抱歉，让您久等了”等。受话人正在做一件要紧的事情不能及时接听，代接电话人应妥善解释。如果不能及时接电话，又不道歉，甚至极不耐烦，是不礼貌的行为。

2.先问候，后自报家门　工作场合接听电话时应先问候，然后自报家门。对外接待应报出单位名称；对内部电话应报出科室名称。例如：“您好，这里是××医院心内科，请问您找哪位？我能为您做些什么？”如果对方找的人在旁边，应说：“请稍等。”然后用手按住话筒，轻声招呼同事接电话。如果对方找的人不在，应该告诉对方，并且问：“需要留言吗？我帮您转告！”

3.注意事项

（1）接听电话时，不要做与此无关的事情，如看文件、吃东西、叼着香烟等。

（2）当通话因故障中断时，要等对方再次拨入，既不要扬长而去，也不要为此责怪对方。

（3）当别人正在通话时，不应“旁听”，这是极不礼貌的行为。

（4）若不宜接听电话，应向对方说明原因、表示歉意，并另约时间，届时由自己主动打过去，再次通话开始时，勿忘再次致歉。

（5）若为人代接电话时，应记清电话内容，包括时间、地点、人物、事件等。严守代接电话内容的秘密，切勿随意告知他人。

（三）礼貌用语

1.语言文明　打电话时应语气谦和，使用文明用语，例如“您好，请问护士长在吗？”；需要他人接听电话时，应说“劳驾”或“麻烦您”；结束时，应说“不用客气，再见！”

2.态度文明　通话时双方态度要诚恳，若不能及时接听电话，要谅解。通话中若有另一个电话打进来，要先和对方说明原因，告知其不要挂断电话，稍等片刻，然后立即接听另一个电话，分清两个电话的轻重缓急，再做妥善处理。

3.声音文明　声音清晰、悦耳、吐字清脆，在办公室或医院等公众场所，声音要小，以免打扰他人。

4.举止文明　接听电话时，应注意使嘴和话筒保持3～4厘米的距离，要把耳朵贴近话筒，仔细倾听对方的讲话。通常可以左手接听，右手便于随时记录有用的信息。电话结束以后，应轻轻放下话筒，不可“啪”的一下扔回原处。

二、电子邮件礼仪

电子邮件，又称电子函件或电子信函，是指利用互联网向交往对象发出的信函，即通常所说的E-mail。电子邮件借助网络上的文字、符号为载体，用来交流信息、思想和表达感情。使用电子邮件方便、快捷、安全性极高。利用非面对面的沟通形式与外界联络时，可以提高工作效率。

（一）电子邮件的基本要求

1.明确主题　一封电子邮件一般只设置一个主题，要在主题栏中明确说明，使收件人一目了然。在撰写邮件时，应突出主题。

2.内容清晰　电子邮件的内容应当简明扼要，清晰明了，把问题说明即可。为了便于阅读，必须语言流畅，这也是尊重对方的一种表现。引用的数据、资料最好标明出处，以便收件人核对。

3.文明用语　书写电子邮件时，要注意使用文明礼貌的用语，特别是称谓、祝词部分要注意分寸，避免出错。

4.格式恰当　按照邮件的格式撰写，要标注标题，标题不宜过长，要有头有尾，切忌“有头无尾”或“无头无尾”。

5.保密原则　工作人员应遵守保密原则，不可发送涉及工作机密内容的邮件，不得将单位邮箱的密码转告他人。

（二）电子邮件的格式

1.主题

（1）标题要简短，不能是空白的。

（2）可以标明对方的单位，查看时一目了然，又便于留存。时间可以不用注明，邮箱会自动生成。

（3）标题要涵盖邮件的内容，能真实反映邮件主旨，切忌使用含义不清的标题。

（4）每封电子邮件应有一个主题，不宜在一封电子邮件中阐述多个事件。

（5）主题是一封邮件的代表，不可出现错别字，发出之前要检查清楚。

2.关于称呼与问候

（1）对收件人的称呼应准确，注意分寸。

（2）电子邮件的开头要有收件人的称呼（应在第一行顶格写）。在多个收件人的情况下可以称呼大家。

（3）电子邮件的开头结尾最好要有问候语，以表示对对方的尊重。

3.正文

（1）电子邮件的正文要通顺，多用简单词汇和短句，准确清晰地表达文章的内容，不应出现晦涩难懂的语句。

（2）注意电子邮件的论述语气，根据与收件人的关系选择恰当的语气，以免引起对方反感。

（3）电子邮件要有逻辑性，每个段落可以标注符号，清晰明确。

（4）正文尽量使用正式语言，字句应精准，尽量少用口头语。

4.附件

（1）如果邮件带有附件，应做好标记，便于收件人查看。

（2）附件名称要精准规范，要符合邮件表达的意思，同时保持附件名称与正文名称一致，方便收件人下载后管理。

（3）添加多个附件时，正文中应对附件内容做简要说明。

（4）附件数目不宜过多，超过4个附件时应打包压缩成1个文件。

5.结尾签名

（1）使用签名档会使电子邮件更加规范，也可提高拟写邮件的效率。

（2）电子邮件末尾可包括姓名、工作单位、职务、电话、传真、通讯地址等信息，但行数不宜过多，一般不超过4行。

（3）签名档文字应选择与正文文字相一致，字号可比正文字体小一些。

（三）电子邮件的注意事项

1.及时回复　收到他人重要邮件后应立即回复，通常在2小时内。对于邮件应该有辨别能力，分轻重缓急来处理。对于比较复杂的邮件，如不能及时回复，应及时做出正在处理的状态。

2.问题邮件　当回复问题列表邮件时，应把问题单独抄上，并逐一附上答案。必要时进行诠释，确认对方已经理解出现的问题。

3.认真对待　当收到大量的邮件时，不能因为邮件数量太多而有应付之心，应本着认真对待的原则一一回复邮件，切忌回复字数过少，如“是的”“好的”“收到”“谢谢”等。

4.注意检查　当别人回复邮件较多时，说明邮件没有说清楚或交流不畅，应立即检查或打电话进行沟通。

5.重复邮件　同一封邮件避免发给相同的收件人，会给对方增加工作量，同时占用他人的信箱空间。

第四节　公务礼仪

公务礼仪是指在社会组织的公共关系中，为了塑造个人和组织的良好形象应遵循的礼仪规范。在日常交往中，要注重服饰美、语言美、行为美，培养注重礼仪的习惯。在比较重要的公务交往中，更要遵守礼节规范。

一、接待礼仪

接待礼仪是迎来送往的基本形式和重要环节，每个人都承担着接待的角色。护士在与患者接触时，运用接待礼仪可以获得患者的好感，增进护患关系。

（一）基本原则

1.平等原则　对待任何人都要一视同仁，给予同等程度的待遇，不要因彼此年龄、职业、文化、身份、地位、财富而厚此薄彼，区别对待。

2.对等原则　是指彼此的等级、地位相等。在接待礼仪中，双方用同等规格接待对方，以显示对彼此的尊重。

3.惯例原则　是指按照以往的做法去施行。接待客人时应参照接待惯例或者其他单位的接待经验，这样可以避免在接待过程中出现错误。

4.待客原则　即主随客便，是指主人随着客人的看法而实施行动。在接待中，要一切工作以客人为中心，从客人的角度考虑事情的安排，才能取得良好的接待效果。

（二）接待计划

1.接待方针　指接待工作的指导思想和总的原则。接待方针应根据活动实际情况而定，本着互相尊重、平等对待、真诚待客的原则。

2.接待日程　即迎接、会议、参观、送往等日程安排。接待日程的具体安排应完整周全，疏密有致。接待日程确定以后，应及时通知来宾。

3.接待规格　实际上是来宾所受的待遇，往往也能体现出接待人员的重视程度。一般情况下从接待规模大小、接待方主要人员身份高低、接待费用支出多少三个方面而定。

4.接待人员　根据接待规格安排接待人员，应选择认真负责、善于交际、具有接待经验者。接待人员的表现会直接影响接待工作的效果。

5.接待费用　是指整个活动经费的构成部分，主要包括食宿、交通等。根据相关规定，确定接待规格并做好详细的费用预算。提倡勤俭节约。

6.饮食住宿　遵守有关规定，尊重来宾习俗，尽量满足来宾需求。

7.交通工具　如来宾需要接待方提供或者帮助联系交通工具，应尽力解决；如来宾自带交通工具，应提供相关的便利。

8.安保宣传　安全保卫要制订预案，要专人负责，要注重细节，要从严要求；宣传报道要根据来宾的身份和活动意义的重要性，通知相关单位采访报道，并且掌握分寸，重要事项要上报有关部门批准。

（三）来宾次序

根据来宾的身份、地位、年龄等差别，按照惯例给来宾安排先后顺序，以表示尊重。

1.按照职务高低顺序　接待多方来宾时，通常按照其行政职务的高低进行排列。担任同一职务者，按其任职时间长短排列；团体来宾，以其团长或领队的职务高低作为排列依据。

2.按照首字母顺序　举办大型会议时，可依据参加者所属地区名称的首位字母的先后顺序进行排列。若首位字母相同，则可依据第二位字母的先后顺序进行排列，依此类推。

3.按照到场顺序　可依据正式抵达现场时间的早晚进行排列。适合各类非正式交往，以及不需要排列位次的情况。

4.按照报名先后顺序　举办大型招商会、展示会、博览会等商贸类活动或上述排列方式难以采用时，依据来宾正式报名早晚排列。

（四）迎、待客礼仪

1.事先沟通、选择适宜时间　根据双方事先约好的时间去迎接来宾，应选择与来宾身份相当的人员接待。无特殊原因，尽量不选择休息时间。

2.提前到达，亲切问候　接待人员应提前到达接待地点迎接来宾，避免迟到而让来宾久等。接到来宾后，接待人员应及时上前迎接，主动伸手与来宾相握，并问候路上辛苦了。接待团体来宾时，应向来宾点头示意。如遇来宾先致意，要及时还礼，然后向对方做自我介绍。

3.热情款待，周到细致　来宾乘坐的车辆抵达时应主动相迎，一手拉开车门，一手挡住门框上沿，以免来宾头部触碰。招待过程中，准确突出来宾的身份，让来宾感受到热情和尊重。

4.主动服务，认真接访　主动帮助来宾办理住宿手续，将此次活动的计划、日程安排、会议资料交给来宾，询问来宾有没有其他需要，应尽量满足。待来宾安顿周全后，接待人员及时离开，避免打扰来宾休息。

（五）送别礼仪

送别是指在与来宾离别之际，出于礼貌，陪对方一同行走一段路程，或者特意前往来宾启程之处，与之告别。确定来宾的返程时间后，提前安排人员和车辆，询问来宾有无代劳之事。同时，在适当的时候向对方赠送礼品，增加来宾对接待方的美好印象，为以后往来奠定基础。礼品选择应有纪念意义，不送过于贵重的礼品，这样既有行贿的嫌疑，也会使对方心中不安。

3.送别形式

（1）道别：道别通常应当由来宾先提出，假如主人先与来宾道别，难免会给来宾留下逐客的感觉。在道别时，主人会说“一路顺风”，客人会回“后会有期”。

（2）饯别：又称饯行。在日常迎来送往中，饯行是送别的一种惯用形式，在来宾离别之前，专门为对方举行饯别宴会，显得热烈和隆重，会使对方产生备受重视之感，进而加深宾主之间的相互了解。

（3）话别：是指在远道而来的客人离去之前，专程前去探望对方。与来宾话别的时间，一要讲究主随客便，二要注意预先相告。最佳的话别地点可选择来宾住处。话别的主要内容，一是表达惜别之意，二是听取来宾的意见或建议，三是了解来宾有无需要帮忙代劳之事，四是向来宾赠送纪念礼品。

（4）送行：是指接待方在来宾离开时，特地前往来宾的启程之地，与来宾亲切告别。在常见的送别形式中，送行的规格、档次最高，而且也显得最为热烈、隆重。

二、会议礼仪

会议是一种经常性的公务活动，是对某个问题进行讨论、研究解决的一种社会活动形式。会议举办得成功与否，很大程度上取决于会务工作是否到位。按照时间顺序，会议工作可分为会前、会间和会后三个阶段。

（一）会议之前

1.会议的筹备　根据领导议定的会议主题，制订会议议程，工作人员明确分工、各尽其职。

2.通知的拟发　拟写通知要完整规范，包括标题、主题、会期、出席人员、报到时间、报到地点以及与会要求等。通知的下发要及时，不能延误。

3.座次的安排　应遵循“以右为上，居中为上，面门为上，以远为上，前排为上”的原则。方桌会议时要特别注意座次的安排，若只有一位领导时，应安排坐在方形会议桌最短边部分，或是比较靠里的位置面门而坐；若有主客双方来参加的会议，一般分两侧就座，主人坐在会议桌的右边，客人坐在会议桌的左边。圆桌会议时不用过多拘泥礼节，但要以门作为基准点，靠里、面门的位置为主要的座位。

（二）会议期间

1.主持人礼仪　主持人的主要职责是介绍参会人员及会议进程等。主持人应着装大方、行为得体、举止文明。一般情况下应用右手持稿底的中部，左手自然下垂，双手持稿时应与胸齐高。会议的主持人应掌控会议全局，拥有应对突发事件的能力。

2.发言人礼仪　会议发言一般分为正式发言和自由发言两种。正式发言是指领导做报告，要求发言人衣冠整齐，发言时口齿清晰、亲切自然，发言完毕应对听众表示感谢。自由发言是指讨论发言，要求发言人注意发言顺序，不能你争我抢，话语应精简，观点明确。

3.参会者礼仪　应以笔记、录音、录像等方式进行现场记录，包括会议名称、出席人数、时间地点、发言内容、讨论事项等基本内容详细记录，力求完整、准确、清晰。

（三）会议之后

1.形成文件　将会议内容形成文件，下发给相关人员，需执行的工作应安排专人负责跟进。

2.整理材料　收集与会议有关的各类材料，及时汇总、存档或销毁。

3.协助返程　主办方应做好会后安排，为外地参会人员定购返程票，安排车辆送行等。

三、宴请礼仪

（一）宴请准备

1.确定目的　一是为某人举行，如为接风、送行；二是为某件事举行，如校庆、结婚、生子、乔迁等。

2.宴请形式　一般来说，比较正式、隆重、人数不多的宴请以宴会的形式较合适，不太正式、人数较多的以冷餐会较为适合。

3.订菜礼仪　在安排菜单时，要了解客人的个人禁忌、民族禁忌；既要照顾到客人口味，又要体现特色与文化。

4.约定时间　以主人、客人都觉得合适的时间为好。为某人而举行的宴请，一般应征求主宾的意见。为某事举行的宴请，要选择一个最能达到理想效果的日子。

5.宴请费用　在宴请时，既要热情待客、突出档次，又要避免大吃大喝、铺张浪费。

（二）座次礼仪

一般的宴会，由主人来安排客人的席次。以圆桌为例，背对饭厅为正位，右边为大，左边为小。座位的末座一般不安排女宾。席次安排坐定后不可换来换去。

（三）赴宴礼仪

接到宴会邀请后，应尽早明确答复，以便主人妥善安排。如果因事不能出席宴会，要尽早通知对方，说明自己的情况并表示歉意。出席宴会应合理规划出行时间，一般按规定时间提前5分钟到达。到达时，应主动向主人问好致意。

四、乘车礼仪

在比较正规的场合，应遵守乘车礼仪规范。一定要分清座次的尊卑，并在自己合适之处就座。

（一）座次排序

乘坐不同类型的车辆，座位的尊卑顺序也不相同。

1.乘小轿车的座次　一般座次常规是右座高于左座，后座高于前座。

（1）司机驾驶时：以后排右座为首位，左侧次之，中间座位再次之，副驾座为末座。

（2）主人驾驶时：以副驾座为首位，后排右侧次之，左侧再次之，而后排中间座为末座。

（3）主人夫妇驾车时：主人夫妇坐前座，客人夫妇坐后座。

2.乘吉普车的座次　无论是主人驾驶还是司机驾驶，都应以副驾座为尊，后排右侧次之，后排左侧为末席。座位的尊卑，依每排右侧往左递减。

3.乘巴士的座次　一般规则是前排高于后排，右座高于左座，距离车门越近，座次越高。

（二）乘车的礼仪规范

1.女性上下车的姿势

（1）上车时仪态要优雅，入座时应站在车门后，弯曲身体，让臀部先坐到座位上，双腿并拢提起放入车内，略调整身体位置，坐端正后，关上车门。

（2）下车时身体保持端坐姿势，侧头，伸出靠近车门的手打开车门，双脚膝盖并拢抬起，同时移出车门外着地，一手撑着座位，一手轻靠门框，身体移近门边，再起身出车。

2.男性上下车的姿势

（1）上车时手扶着前座椅背，一脚先进入车内，然后身体往内慢慢坐下，同时缩起另一脚进入车内。

（2）下车时应先将一脚踏出车外，一手扶着前座椅背，一手轻扶车门边缘，以支撑身体移出。

（三）陪同乘车礼仪

陪同乘车时应遵循“四个为尊，三个为上”。“四个为尊”分别是客人为尊、长者为尊、领导为尊、女士为尊；“三个为上”是方便为上、安全为上、尊重为上。

上车时，应请尊者、长者、女士和来宾从右侧车门先上车，自己再从车后绕到左侧上车。下车时，自己先从左侧下车，绕过车尾，帮助对方打开车门并用手挡住车门上沿，协助对方下车。

课内实训

实训一

【实训内容】 鞠躬礼、握手礼和点头礼的训练。

【实训目的】 通过反复训练，能规范、得体的掌握鞠躬、握手和点头等礼仪知识。

【实训方法】

1.鞠躬礼　面对客人，并拢双脚，视线由对方脸上落至自己脚前1.5米处（15°礼）或脚前1米处（30°礼）或脚前4米处（60°礼）。男性双手放在身体两侧，女性双手合起放在身体前面。实训时，各小组成员可相互行礼或集体行礼。

2. 握手礼和点头礼　两人一组，相互注视对方，面带微笑，练习施礼；设定情境，以角色扮演方式进行握手礼与点头礼的分组练习。

实训二

【实训内容】 称谓礼仪与介绍礼仪的训练。

【实训目的】 通过反复训练，能规范、得体的掌握称谓、介绍礼仪的相关知识。

【实训方法】 护士小李，对分管的6位患者先使用正确的称谓再做自我介绍。6位患者分别是：

1床，刘××，男，42岁，副科长。

2床，王××，女，66岁，离休干部。

3床，赵××，男，21岁，大学生。

4床，张××，女，37岁，副科长。

5床，孙××，女，51岁，家庭主妇。

6床，邢××，女，48岁，大学教师。

案例回顾

本章的教学案例中，护士文文认真工作，却忽略了转述接听电话的内容，导致护士长因未能参加会议而受到批评。通过这一章的学习，相信同学们明白了接听电话的重要性。

当今社会电话交谈已成为人们日常生活和社会交往中经常选用的语言沟通形式。要正确使用电话，不只是熟练地掌握使用电话的技巧，更重要的是自觉维护自己的“文明电话形象”。

第四章 护理人际沟通中的礼仪

章前引言

良好的沟通能力是护士开展护理工作的基础，有效的沟通可以增进护患关系，取得患者的理解与信任，也有助于患者的疾病康复。在日常的护理工作中，护士经常与患者、患者家属以及医院其他同事接触，掌握一些常用的沟通技巧是十分必要的。“良言一句三冬暖，恶语伤人六月寒”，护士应积极发挥语言沟通的作用，语言要简洁准确、吐字清晰、通俗易懂。在沟通过程中使用规范性语言，鼓励、理解、拉近与他们的关系。同时，适当使用非语言沟通，利用面部表情、肢体动作、仪表姿态、距离来表达信息，可以更加直观、准确、有效地传递沟通者的思想感情。因此，护士要掌握护理人际沟通中的礼仪规范，并积极运用到护理工作当中，提高工作效率。

学习目标

1.识记人际沟通的基本要素。
2.理解人际沟通的影响因素。
3.理解非语言沟通的作用。
4.学会口头语言沟通的技能。
5.学会非语言沟通的形式。

思政目标

1.培养使用非语言沟通的能力。
2.学会护士与患者、患者家属及医院工作人员沟通的原则。
3.理解非语言沟通的策略。

案例导入

护士文文，20岁，刚参加工作不久，现在是一名外科护士，性格内向，不愿与人交流。刚收住院的一位小腿骨折的患者，手术后暂时无法下床行走，处处需要别人照顾。患者非常焦虑，一直问她“我的腿什么时候能好，我什么时候能下地走路，会不会有后遗症”等。不擅长沟通的文文，一时不知道该怎么回答患者的问题，索性沉默不语。这让本来就焦虑的患者情绪更加失控，不断地大声呵斥文文。护士长听闻连忙赶了过来，了解原因后为患者解答了问题，患者的情绪也慢慢平复下来。因为这件事，文文对自己进行了反思，决心要改变自己，要多与患者沟通，想患者之所想，急患者之所急，要多为患者考虑问题。

思考题

1. 如果你是文文，你应该怎样与患者沟通？
2. 性格内向的文文为克服人际沟通方面的问题，应该不断学习哪些知识？

第一节　人际沟通概述

一、人际沟通的含义

人际沟通是指人与人之间借助语言和非语言符号，进行信息传递和交流的过程。在现代社会，人际沟通无处不在，是我们生活的重要组成部分，也是改善和发展人际关系的重要手段。

二、人际沟通的基本要素

人际沟通的基本要素包括信息发出者、信息、信息途径、信息接收者、信息反馈、信息环境和信息障碍。

（一）信息发出者

是指沟通过程中发出信息的人，也称信息源。信息发出者具有信息沟通的主动权，将自己的想法通过语言、文字、符号、表情和动作等形式表达出来，这些内容决定了信息沟通的成败。

（二）信息

是指沟通的内容。信息发出者希望将思想、感情、意见和观点等信息传递给信息接收者。它包括语言和非语言符号，信息内容往往带有信息发出者的个人因素和环境因素。

（三）信息途径

是信息传递的渠道，也称传播途径。人们通过眼睛来看、鼻子来闻、耳朵来听各种信息。如护士在判断患者是否有肠鸣音时，用听的方式来了解患者的身体信息。一条信息采用多种途径来传递，信息接收者就能更快、更好地接收信息。

（四）信息接收者

是指接收信息的人，即信息的接收方。信息接收者将信息译为可理解的信息内容，但因接收者的文化背景、受教育程度、价值观等因素不同，对接收信息的理解可能也会不同。因此，只有信息发出者和信息接收者对信息的理解相同时，信息传递才形成有效沟通。

（五）信息反馈

是指信息发出者和信息接收者相互间的反应。信息发送者发送一个信息，接收者回应信息，双方进一步调整沟通内容，因此沟通成为一个连续的、相互的过程。信息反馈是确定沟通是否有效的主要环节，可以减少沟通中的误会。在护患沟通时，护士要善于倾听患者的反馈，根据患者的病情反馈及时调整护理方案，才能达到理想的效果。

（六）信息环境

是指沟通发生时的场所和沟通者的心理状态、社会背景、文化程度等，这些都是沟通的重要因素。

（七）信息障碍

是指沟通中阻止理解和准确解释信息的因素。比如环境中的噪音、沟通双方的情绪、信念和偏见以及跨文化沟通中对不同符号的解释等，都可能成为沟通的障碍。

三、人际沟通的影响因素

人际沟通常会受到各种因素的影响和干扰，这些因素对沟通的质量、准确性、清晰度等都有着重大影响，直接关系到沟通的效果。影响人际沟通的因素主要有以下几个方面。

（一）信息发出者的因素

1.生理因素　身体出现永久性生理缺陷和暂时性不适时，都会影响到信息的传递。如听力障碍、智力障碍、腹痛、烦躁等，沟通者需要采取特殊的沟通方式，保证沟通正常进行。

2.情绪状态　沟通者的情绪状态直接影响沟通的效果。当沟通者处于高兴、愉悦等积极情绪状态下，会有助于信息的沟通；处于悲伤、抑郁等消极心理状态下，常常会沉默不语，以至影响沟通效果。性格热情、健谈、善解人意的人易与他人沟通，性格内向、冷漠、自我中心的人不易与他人沟通。

3.文化因素　信息发出者与信息接收者的文化背景不同，会阻碍信息的传递，甚至会出现传递错误的情况。护士与患者交流时，应避免使用晦涩难懂的医学术语，以免患者因不理解而产生焦虑的情绪。

4.社会背景　信息发出者与信息接收者因社会背景不同而影响沟通效果，如社会地位、社会角色、个人身份以及年龄等。这些社会背景制约着人际间的沟通。护理工作者应了解和尊重患者的社会背景，根据不同患者做到因人而异，这样可以进行准确有效的沟通。

（二）信息的因素

1.语言表达的排列与组合　信息传递时会受到语言表达先后顺序的影响，通常最先和最近呈现的信息容易被识记。

2.信息的内容　信息的内容直接影响沟通双方，信息传递者通过信息的内容传达自己的思想和感情，从而试图影响或改变对方。其中影响信息的内容包括信息超载和信息混乱。信息超载是指发出的信息量过多，超过了信息接收者的理解范围而造成沟通不畅；信息混乱指发出的信息不完整或没有条理，使信息接收者无法在一定时间内接收并反馈信息而导致沟通障碍。

3.信息的处理　信息的表达是通过语言和非言语行为来传递的，同一个信息用不同的语词、语调、语气来表达也会出现不同的效果。

（三）信息途径的因素

同一信息经过不同的途径传播会出现不同的效果。因此，要注意选择适当的信息途径，使之与传播的信息相吻合，并符合接收者的需要。如护士在与患者沟通病情时，可以借助报告、图片等实物，使患者更容易理解。

（四）影响接收者的因素

1.接收者的认知水平　信息的准确接收会受接收者的认知水平的影响，当认知出现偏差时，会影响信息传递效果。

2.接收者的心理选择　有些信息接收者乐意接收，而有些信息接收者讨厌接收，这都会影响信息的输入。因此，接收者应保持良好的心理状态。

3.接收者当时的心理状态　处于高兴的情绪状态下，往往容易接受他人意见。处于低落的情绪状态下，信息的传递则容易受到影响，接收者往往会忽略信息内容。

（五）环境因素

1.噪声　是指沟通环境中存在的与沟通行为无关的、对沟通产生干扰的声音。嘈杂的环境会影响沟通的有效进行，如医疗操作的声音、电话铃声、门窗开关撞击声及与沟通无关的谈笑声等，这些可造成信息在传输过程中的失真或引起沟通者的烦躁心情。因此，护士与患者进行交流前应排除噪声干扰，创造一个相对安静的环境，便于双方沟通。

2.距离　沟通双方在适合的距离内进行沟通，容易达到理想效果。如沟通距离较远，则容易形成防御，甚至敌对或相互攻击的氛围。护士在与患者沟通时，应注意保持适当的距离，既让患者感到亲近，又不对其造成心理压力。

3.隐秘性　是指沟通环境对对方隐私的保护。在护患沟通中，很多内容涉及患者的隐私，如患者的疾病、治疗时暴露的隐私部位、沟通时的谈话等，患者可能不愿让别人知道。因此，护士在与患者沟通时，要考虑到周围环境的隐秘性和患者的顾虑，保证沟通的有效进行。

4.外部条件　光线、温度、环境布局、色彩选择等都可能影响沟通的效果。光线过强或过暗、室温过高或过低等常会影响沟通双方的心理状态，从而影响沟通的效果。如儿科病房可选择粉色窗帘，增加温馨感；影像室可选择遮光窗帘，隔绝外界光线；这些都有利于护患间的沟通。

第二节　护理人际沟通的原则

护理人际沟通是整体护理过程中一个重要的组成部分。护士在日常护理工作中要与患者、患者家属及同事接触，应当遵循护理人际沟通的原则，这样有利于建立良好的护患关系、同事关系。

一、护士与患者的沟通原则

（一）尊重护理对象

1.尊重患者人格　护理人员对任何患者都应当无条件地尊重其人格尊严，不能因为患者需要照顾而凌驾于患者之上，对患者的人格随意践踏。如遇到未婚怀孕、性传播疾病、施暴致伤等患者，不能因疾病而训斥、嘲弄和歧视患者，更不能因疾病否定患者的人格，应充分考虑患者的感受，从患者的角度出发，理解患者的心情。

2.尊重患者权益　尊重患者及时获得医疗护理的权利、护理过程中的知情权、对医疗护理行为的拒绝权、对医疗护理方案的选择权等。

3.尊重患者隐私　患者隐私不得窥探，护士在尊重患者隐私方面应注意以下几点。

（1）适宜地点：在与患者沟通时要注意保护患者的隐私，若谈论隐私相关的内容时，应选择隔音较好的房间进行；若进行检查或处置时，应选择独立诊室或拉上屏风进行遮挡，以免患者暴露隐私部位。

（2）不窥探患者隐私：护士在收集资料时，不应随意打探与其治疗、护理无关的个人隐私，如家庭背景、社会关系等方面。

（3）保护患者隐私：患者在医院期间的任何资料均属于个人隐私，如疾病、治疗方案、护理措施、患者信件等，应注意为患者保密，在非治疗护理区域不随意讨论和传阅患者资料，更不能透露给其他非护理人员。

（二）诚实守信

诚实守信是指对他人要真诚，承诺的事情要付诸行动，实现诺言。护士在与患者交往的过程中，患者常常依赖护士，遇到困难会和护士诉说，希望得到帮助。因此，护士应履行工作职责，根据患者的需要尽量给予满足。只有这样，才能获得患者信任，建立融洽的护患关系。

（三）举止文明

举止文明是指一个人的行为适度、大方、稳重。护士的行为举止常常影响患者对护士的第一印象，当护士行为端庄大方、态度和蔼可亲，患者对护士的信赖感就会增加；当护士有娴熟的操作技术、周到的护理服务，会使患者增加安全感。因此，规范的行为举止可以促进和谐的护患关系。

（四）共情帮助

共情帮助又称同理心，用对方的思想去考虑问题，设身处地地为他人着想。共情不是同情，同情是站在自己的位置上去理解对方，而共情则是把自己摆在对方的位置上，去体验对方的内心世界，提出“如果是我，该怎么办？”这类问题。

在护患交往中，护士多使用共情，可以拉近护患关系，使患者感受到护士能够理解他，从而产生共鸣，促进护患关系的良好发展。患者受到疾病折磨或威胁时，往往渴求他人的理解和体贴，这时护士必须具有同理心。

（五）通俗易懂

通俗易懂是指在护患交往过程中，尽量减少使用患者难以理解的医学术语。要根据患者的文化程度、年龄、理解能力的不同，尽量选择与其相匹配的用语进行沟通。同时，护士是以专业人员的角色出现，讲话的内容应该具有专业性、科学性、艺术性，不可以随意编造未经证实的内容告诉患者，比如一些偏方、秘方等。

二、护士与患者家属的沟通原则

（一）耐心解答

在治疗过程中，患者家属会提出各种各样的问题，护士要耐心地为患者一一解答，消除患者家属的焦虑不安的情绪，增加患者家属对护士的信任。

（二）注意态度

护士对待患者家属的态度同样重要，当亲人生病时，难免会出现情绪失控、紧张焦虑的情况，应用积极友善的态度去理解患者家属的情绪并给予关心。

（三）理解尊重

患者家属出于对患者的关心，对护理工作观察得比较仔细，护士应理解患者家属的心情，给予更多的帮助。

（四）悉心指导

患者家属希望患者尽快好起来，常常想参与护理工作，但是又不懂护理知识，无法进行专业照顾，这就需要护士正确的引导。特别是在患者出院以后，很多操作需要患者家属来完成，护士应与患者家属保持沟通，悉心指导患者家属帮助患者尽快恢复。

三、护士与医生的沟通原则

（一）相互尊重

尊重医生有利于医护工作的顺利开展，促进和谐的医护关系。尊重也是双方相互的，任何一方不得轻视对方，尤其是在患者面前，更要注意双方关系，使患者对医疗护理工作充满信心。

（二）相互配合

护士与医生共同为患者服务，护士的优质护理与医生的正确诊断相配合是取得最佳医疗效果的保证。在工作中，医护间的真诚合作，可为患者的健康提供有力保障。

（三）相互提醒

当对医嘱有疑问时，应及时向医生提出，并注意语言表达，以便调整不合适的医嘱。在护理过程中，医生如提出护理操作不规范，护士应虚心改正。医护之间应彼此理解对方的专业特点，通过监督和友好提醒的方式，避免医疗护理工作中医疗差错的发生。

四、护际间的沟通原则

（一）坦诚相待

真心诚意地对待对方，是护际间建立良好关系的基础。以诚相待、与人为善是护士处理人际关系的首要原则。护士与护士是并肩作战的“战友”，当同事遇到困难时，应施予援手，当同事取得成绩时，应真诚的祝贺。

（二）相互学习

护际间要相互学习、取长补短，年轻护士学习年长护士身上的临床经验，年长护士学习年轻护士身上的朝气蓬勃，双方不断提高自身的工作能力，使患者处于最佳的护理环境之中。

（三）团结协作

护理团队是一个整体，相互支持和帮助才能圆满地完成护理工作。护理工作不是一个人可以独立完成的，需要各个岗位的护理人员共同配合，发挥团队精神，齐心协力为患者服务。

五、护士与医院其他部门的沟通原则

在日常护理工作中，护士经常与其他部门人员沟通，如行政科室、医疗辅助科室、后勤保障部门等。护士要注意自身职业素质和道德修养，在保障患者利益的前提下，积极配合其他部门的工作，尽量为对方提供方便。要处理好与各部门的关系，应做到相互尊重、相互理解、以诚相待、与人为善。

第三节　语言沟通的类型

语言沟通是指借助语言符号实现人与人之间的交流。语言沟通应用广泛，是人们交流思想、沟通情感的最有效的方式。语言沟通主要包括口头语言沟通和书面语言沟通。在护理工作中，护士运用语言沟通来表达对患者的关怀，可对患者疾病的康复起到积极作用。

一、口头语言沟通

交谈者运用恰当的技巧来实现口头语言沟通。要想学会有效的口头语言沟通，就必须掌握基本知识和技巧，才能使信息有效地传递。

（一）口头语言沟通的含义

口头语言沟通是指交谈者通过口头语言形式，进行思想、情感、知识、观点、信息交流的过程。如座谈会、报告会、辩论赛、谈判会、电话会议等，都属于口头语言沟通的范畴。

（二）口头语言沟通的特点

1.具有广泛性　口头语言沟通是一种比较灵活的语言沟通方式，内容涉及广泛，具有很强的随机性。口头语言沟通可以不受时间、地点、交谈对象的限制，随时随地的应用。

2.具有互动性　口头语言沟通是多项信息传递的活动，是将思想、情感、观点进行双向沟通的过程。沟通双方要真诚、热情，才能保证沟通的顺利进行，因而具有明显的互动性。

3.具有真实性　沟通双方要用普通话，吐字清晰、内容真实、声音自然。

4.具有目的性　任何沟通都是在一定目的下进行，为了解决某件事情而发生的，具有明确的目的性。如护士帮助患者解决健康问题，常常询问患者的身体情况。

（三）有效口头沟通的技巧

口头沟通是沟通双方建立良好关系的一种手段，而恰当地运用各种口头沟通的技巧，容易获得别人的好感。口头沟通的技巧主要有倾听、核实内容、提问、反应、同理心、鼓励、适当沉默等。

1.倾听　倾听是指全神贯注地接收和感受沟通双方发出的全部信息，并进行正确理解。倾听是有效沟通的重要组成部分。善于沟通的人，必定是一个好的倾听者。倾听要求在双方沟通时保持良好的精神状态，态度认真，注视对方，及时给予反馈。同时要注意观察对方的非语言行为，判断沟通内容的真实性。

2.核实内容　核实内容是指在沟通过程中以某种方式验证自己对内容的理解是否准确。核实有证实和反馈的作用，通过重述和澄清的方式，可使沟通内容更具明确性。

（1）重述：是指倾听者对听到的内容进行重复、核对和释义的一种交谈技巧。倾听者将对方的话重复一遍，确认自己听到的内容与对方的表述是否一致。如患者说："昨晚我头疼得厉害，还眩晕……"护士说："您刚才说您昨晚头疼得厉害、眩晕，是吗？"患者说："是的。"

（2）澄清：是指就对方陈述中的一些含糊不清的语句提出疑问，是为了求得更明确信息的一种技巧。通过澄清，可将对方的意思弄明白。如"您刚刚说的我没有完全理解，您能否再说一遍……"

3.提问　提问是收集和核实信息的方式。分为封闭式提问和开放式提问。

（1）封闭式提问：是一种答案受到限制的提问方式，通常答案是唯一的。如"是"或"不是"、"对"或"不对"等。

（2）开放式提问：是一种答案不受限制的提问方式，通常答案是多种多样的，对方可以自由发挥。提问者多用"为什么""怎么样"等提问词语诱导应答者开阔思路，如"您昨晚睡得怎么样？""您今天怎么了？"

4.反应　反应是指沟通过程中接到对方信息后所反映出来的态度、结果或意见。一方面要求沟通双方的思维同时进行，提出问题应马上给予反应。另一方面要求双方的回答应语言具体明确。如护士对患者说："根据您现在的恢复情况，再过一周您就可以下地走路了，您就安心静养，注意休息。"护士这样的反应，可让患者的情绪更加稳定。

5.同理心　同理心是指从对方角度去感受、理解他人感情，同理心不是同情。也可称为"感同身受""换位思考"。在护理工作中，护士使用同理心可以帮助患者走出阴霾，减少对他人的依赖，增强战胜疾病的自信心。

6.鼓励　鼓励是指在双方沟通时，适当使用鼓励性的语言，让人获得力量，增强信心和意志。如护士对患者说："只要您积极配合治疗，我相信您的病很快会好起来的。"

7.适当沉默　适当沉默是指交谈时倾听者在一段时间内不做语言回答的一种沟通技巧。适当的沉默可以化解尴尬和矛盾。当患者因病痛而感到十分悲痛或者绝望时，护士可以默默地陪伴在其身旁，给予莫大的安慰和温暖。

二、书面语言沟通

书面语言沟通是以文字为载体的交流手段，它是对有声语言沟通的文字标注。

（一）书面语言沟通的含义

书面语言沟通是指利用书面或电子邮件为载体，运用文字、图表进行信息传递和思想交流的沟通形式。有效的书面沟通有助于传播较大的信息量，这与书面语言的优势密切相关。

（二）书面语言沟通的特点

1.内容更具准确性　书面语言是人们使用文字交流的沟通方式，相对于口语表达，书面语言则更具准确性。当沟通的内容落于纸面上，就很难更改，具有较强的稳定性和准确性，因此无论在法律上还是在其他用途方面都具有较强的权威性。

2.表达规范性　书面语言与口头语言不同，使用书面语言要注意系统性和逻辑性，在表达同一事物时，不同人用的口头语言存在较大差异，而书面语言则更有规范性。一些比较复杂的信息更适合采用书面的形式沟通，确保表达上的规范。

3.方便留存　采取书面形式的信息可以长期保存，沟通后留有痕迹，不受时间的限制，需要时可以进行查阅。

4.方便修改、减少错误　将书面信息发送之前，经过反复的检查和修改，很大程度上可以减少错误的发生。与口头语言相比，书面信息是经过深思熟虑的编辑和校验的，信息的准确性更高，更便于信息接收者认知和理解。

5.辅助口头表达，避免尴尬　在较正式的讲话时，如报告会、辩论赛、朗读会等，演讲者通常准备好书面材料作为参考，以提高口头表达的流畅性，减少口误的发生，同时避免忘词造成现场尴尬。

（三）书面语言沟通能力训练

当今是互联网技术时代，各种信息传播的手段和方式都被充分地利用，但书面语言沟通仍以其特有的优势在护理工作中被广泛应用。具备良好的书面语言沟通能力须从以下几个方面着重训练。

1.日常观察　仔细观察生活中的事物，不断丰富自身经验，从观察中把事物描述出来，从而提高书面语言表达能力。

2.积累词语　要想提高书面语言沟通的能力，就要积累丰富的知识，掌握沟通的技巧。通过大量阅读材料，从中学习规范的语法、经典的词句，并运用到自己的写作当中。

3.反复书写　从词到句子再到短文最后到文章，写作是从浅入深、循序渐进的一个过程，掌握一定的写作方法和技巧，不断地反复练习，久而久之，写作水平自然就会提高。

4.训练思考能力　书面语言是经过不断思考完成的，其内容是按照具体事件的发展逻辑，经过分析、判断、推理后得出的结论。在护理工作中，从评估病情、收集资料、体格检查、护理诊断到计划实施等，每一环节都需要思考，护士经过不断地归纳和总结，可以提高书面语言沟通能力。

第四节　非语言沟通与策略

人与人之间的信息交流除了用语言沟通的形式外，还经常运用非语言的沟通形式。非语言不是用词语和声音作为载体，而是运用表情、姿态、动作、距离等为媒介进行信息传递的方式。非语言可以更直观形象地表达出思想感情，比语言表达更为真实。美国著名的心理学家、传播学家艾伯特·梅拉比安经过实验证明，信息的全部表达=7%有声语言+38%语音+55%肢体语言。充分说明了在表达信息的过程中，非语言沟通的重要性。

一、非语言沟通的含义

狭义的非语言沟通是指人际间信息交流伴随有声语言而产生的其他有声现象。如笑声、哭声、叹气声等。

广义的非语言沟通是指人际间信息交流除了有声语言外的无声而有形现象。如面部表情、肢体动作、仪容仪表等，这些可以辅助有声语言，增强语言表达的效果。

人们运用非语言符号传递信息、沟通思想、交流感情。对于护士而言，学习非语言沟通有助于把握在沟通过程中自己的非语言行为对患者的影响，同时观察患者的非语言行为所传递的信息，更客观了解患者的病情变化及心理感受，从而更有针对性地提出护理方案以便为患者服务。

二、非语言沟通的作用

在人际交流的过程中，要学会经常运用非语言沟通来表达思想感情，可有助于拉近双方距离，增强交流效果。某种情况下，非语言所传达出来的信息有时要比有声语言更富有表现力和感染力，会给对方留下深刻印象。

（一）表达情感

人们在交往过程中往往运用较多的非语言工具，如微笑、手势、目光、拥抱等，在一般情况下这些是语言文字不能代替的。如朋友久别重逢，紧握对方的双手、紧紧拥抱对方，以此来表达激动、愉悦的心情；护患沟通时，护士全神贯注倾听患者诉说病情，并适当点头回应，以此表达认真、尊重的态度。

（二）传递信息

当某些信息无法用口头语言进行沟通表达时，人们通常使用非语言沟通传递信息，如利用表情、手势、姿态、距离等代替有声的语言，让对方接收到信息。如护士用微笑来鼓励患者，表达对患者的关切。

（三）调节辅助

非语言沟通可以协调和控制语言交流状态。借助非言语符号来表示沟通中不同的信息变化，对语言信息传递进行补充，将信息更加完整地表达出去。如交谈者频繁地看手表，则表示对谈话内容不感兴趣或有急事要办，暗示对方应该停止谈话了。

（四）替代功能

在人际交往中，有时候交谈者即使没有说话，也能从表情、动作上看出来要表达的意思，也就相应替代了语言表达的功能。如护士在与发热患者交谈时，轻轻触摸患者的额头，即使没有其他语言的沟通，也能传递护士对患者的关心，同时也了解了患者的病情。

三、非语言沟通的形式

非语言沟通的形式多种多样，主要通过面部表情、仪表姿态、肢体动作、距离等表现出来，是信息传递的一种无声语言，是对有声语言的补充，应用广泛。

（一）面部表情

面部表情是有效沟通的通用语言，是人类情绪情感的真实表露。不同地域或不同文化对面部表情的解释具有高度的一致性。通常面部表情反应迅速，可以更准确地传递信息。如护士与患儿接触时，应面容和蔼、亲切，用手轻轻抚摸患儿头部，患儿会慢慢消除对护士的恐惧。

（二）仪表姿态

在人际交往中，仪表姿态往往给对方留下第一印象，也是自身素质的体现。人的身体姿态要做到端庄大方、意气风发，不扭捏、不造作。站立时脚跟相靠，脚尖张开约一拳的距离，双腿保持直立，挺胸收腹，目光平视，下颌微收，面带微笑。护士在临床工作中应保持良好的身体姿态，既可以给予患者及家属美感，对疾病的治疗及康复也有促进作用。

（三）肢体动作

肢体动作通常是指手势，常见的手势有垂放、上举、背手、握手、鼓掌、夸奖等。运用手势动作时，应轻巧灵活，使用准确。如双手指尖相合，表示充满自信；竖起大拇指，表示夸奖、表扬、鼓励；食指和中指竖起，表示胜利、成功。

（四）距离

距离是指人际交往中的空间距离。不同的空间距离代表不同的亲疏关系，具体划分如下。

1.亲密距离　此距离为0～0.5米。彼此关系是亲密的。护士在对患者进行治疗时，宜采取这一距离。

2.个人距离　此距离为0.5～1.2米。一般朋友、同事之间进行沟通的距离在此范围。护士了解病情时一般采用这个距离。

3.社交距离　此距离为1.2～3.6米。一般正式社交活动时，人与人之间保持这种距离。当护士通知患者做检查时，病房门到患者床之间的距离介于此间。

4.公共距离　此距离大于3.6米。一般为公共场所人与人之间的距离。如演讲者与台下听众、教室里老师与学生的距离等。

四、非语言沟通应用策略

人际交往中，非语言沟通是一种重要的交往工具，在某种情况下，非语言沟通可以替代语言沟通传递信息，获得的结果可能是语言沟通所达不到的。但是非语言沟通会受到周围环境、地域文化等诸多限制，如果运用不当，反而会适得其反。因此，注意正确理解和运用非语言沟通，使其发挥应有的效果，是我们应掌握的策略。

（一）通俗易懂，表达准确

根据国家、地域、民族的不同，肢体动作、面部表达等表示的含义也有所不同。如竖起大拇指，在中国表示称赞，在意大利表示“一”，在日本表示老爷子，而在俄罗斯表示让对方“滚蛋”的意思。因此，准确地运用非语言符号，就必须掌握各地约定俗成的礼仪规范，同时遵循一定的社会习惯。

（二）相互配合，协调一致

非语言符号和口语表达应相互配合，使语言沟通达到理想效果。当面部表情、肢体动作与表达内容相脱离时，会让人感到难以理解。因此，非语言符号应该与口语表达协调一致，自然流露出沟通者的喜怒哀乐，才能准确传递表达的信息。

（三）自然适度，亲近温和

使用非语言符号既要合乎礼仪规范，又要掌握分寸。凡事掌握适度原则，自然表露出优美的行为举止，会给他人留下亲近温和的感觉，超过一定限度，就会发生质变。如护士在工作期间浓妆艳抹，会影响其在患者心目中的形象，甚至会损坏护士的职业形象。

（四）灵活有度，随机应变

护理工作中经常会遇到突发事件，需要护士拥有灵活应变的能力，化解尴尬的状况。如护士在给患者治疗时，腹部手术患者放屁了，护士为避免患者难堪，可以告诉他：“终于排气了，非常好。”

课内实训

【实训案例】某医院病区组织患者及患者家属进行集体的健康宣教活动，示教室里灯光昏暗，患者及患者家属不能清楚地看到护士的表情。护士站在讲台后面，身后是很大的显示屏放映着PPT，护士表情严肃认真，不耐地进行着讲解。在展示人体常用检查参考数值时，护士只是静静地站在那里，手控制着电脑鼠标，没有任何图片或者相关案例配合讲解，给人感觉非常枯燥无聊。此时，患者和患者家属显然有些不耐烦，可是护士没有注意到他们的反应，一直到讲解完毕。

【实训内容】此次健康宣教的效果显然是很不理想的，如果你是这位护士，你认为在讲解过程中应如何利用语言和非语言沟通方式与患者进行良好的人际沟通，以达到健康宣教的目的?

【实训目的】掌握语言沟通和非语言沟通在人际沟通中的作用；学会运用非语言沟通方式促进有效的沟通交流。

【实训方法】

1. 情景模拟演示法　请一位同学扮演护士，站在讲台前面讲解，其他学生扮演患者及患者家属。扮演护士的学生注意表情要能够传情达意，即在沟通时要学会微笑，目光要亲切，拉近护患之间的距离，身体姿势要得体、适度、优雅，赢得患者及患者家属的信任。

2. 小组讨论法　将班级分成若干小组，学生相互谈感想和体会，讨论合理的沟通方式。

3. 教师指导　根据学生的情景演示情况、讨论结果和感受，针对具体环节进行总结性指导，如沟通时的身体姿势、表情等非语言沟通方式，以及语言沟通时的语音、语调等。

案例回顾

本章的教学案例中，护士文文不善于与人沟通，造成与患者之间的冲突，她经过不断努力，掌握沟通的技巧，使自己在护理工作中与患者建立了和谐的人际关系。

在护理人际沟通中应注意与患者的沟通原则，这对患者疾病的康复非常重要。患者在医院与护士最为亲近，常常依赖护士，那么，护士在工作中应利用语言和非语言符号与患者交流，增强患者战胜疾病的信心。除此之外，还要与患者家属以及医院的其他同事沟通，让护理工作顺利开展。

第五章
护士实用礼仪

章前引言

护士的仪表礼仪在护理工作中有着举足轻重的作用，也是护理工作对护士的要求，是护士工作中最实用的礼仪内容。护士群体是众多社会群体之一，护士是众多社会角色中的一个。护士良好的形象，不仅有益于医院给公众留下良好的印象，同时也是决定医院整体形象的关键因素之一；从更广泛的意义来看，更是代表了整个护理行业的文化修养与职业素养。如今，整个医疗行业正处于由传统的医疗技术为中心，向医疗技术和医疗服务双中心过渡的阶段，人们在就医期间不仅满足于护理人员丰富的专业知识储备、娴熟的临床操作技能和管理健康的能力，而且对整体医疗服务质量有了更高、更细致的要求。因此，护士有必要学习仪表礼仪，将其运用到日常生活与护理活动中。

学习目标

1.培养良好的审美，用符合患者需要的仪容、仪态标准，带给患者舒心的体验，促进护患和谐。

2.理解仪态的内涵及护士的仪态美。

3.认识仪容修饰的基本原则及护士的仪容修饰方法。

4.懂得护士仪态美的基本要求和规范。

5.学会护士眼神、笑容的基础练习。

6.学会简单的日常工作化妆。

思政目标

培养良好的美育素养，能够用符合患者需要的仪容、仪态标准，带给患者舒心的体验，提升护理质量，促进护患关系的和谐。

案例导入

护士小张，护理技术操作熟练，口头表达能力强，为人朴实勤劳，但是在患者的反馈统计中，小张的得分却并不高，问题出在哪儿呢？护士长经过一段时间的观察，终于发现了缘由。原来，小张是个不修边幅的人，上班时头发经常不经意地垂下一两撮，指甲长度虽然在规定范围内，但里面却经常藏着“东西”。另外，小张的工作服上常常有污渍，她还会随意在手上记录各种观察值。患者反映，小张说话急促，与其沟通时经常没听懂就已经结束，容易错失重要信息。

思考题

上述案例中，小张的问题出在哪里？大家认为，在护理工作中应该怎样去做呢？

第一节 护士的仪容礼仪

在人际交往中，人们相互之间会留下“第一印象”，最初摄入的信息将对客体以后的认知产生影响。而第一印象往往是由客体根据对方的仪容、仪表、仪态等各种因素形成，因此护理人员的形象构建，在某种意义上直接决定了医患之间“零距离”的服务质量。当护理人员持有端庄文雅、怡然自得、落落大方的仪表仪态时，不仅体现了对自己、对他人的尊重，还可以提高患者在院期间的满意度和舒适度，降低发生医患冲突的概率，影响社会群体对护士行业的整体评价，有利于社会主义精神文明的建设和发展，这也正是顺应了时代发展的需要。相反，若是以衣冠不整的形象出现在医疗服务行业中，容易使来院就医的患者对医务人员产生反感的心理，也无法对其产生信任。因此，塑造良好的个人形象，是每个护理人员应该关注的重点。护士有必要提高对职业形象礼仪的认识，学习礼仪规范，并将其运用在今后的日常生活与护理工作中，不断完善自身的综合职业素养，在工作中与服务对象建立健康和谐的人际关系，获取群众对个人及组织形象的支持与认可。

一、仪容的内涵和仪容修饰的原则

（一）仪容的内涵

1.仪容的概念　仪容，由发式、面容以及人体所有未被服饰所遮掩、暴露在外的肌肤所构成，是个人仪表的基本要素。通常指的是人的外观、外貌。在日常人际交往之时，仪容往往是彼此传递给对方最直接的第一信息，将会受到交往对象的特别关注，并影响到交往对象对个体的第一印象与整体评价。因此，在个人仪表问题中，仪容是重中之重。

2.仪容美的含义　仪容美指美好的或健康的外貌和气质。通常包含三层含义：仪容的自然美、仪容的修饰美和内在美的外显。

（1）仪容的自然美：即一个人先天的相貌、外观。通常取决于血缘遗传。先天美好端庄的仪容相貌，不仅令人赏心悦目，更令人记忆深刻。

（2）仪容的修饰美：即依据个人条件和规范加以设计、修饰、塑造的仪容美。修饰仪容应遵循美观、整洁、得体、适度的基本规则。依照个人条件，扬长避短，并根据时间、地点、场合的变化，设计并塑造出得体的个人形象。

（3）内在美的外显：内在美是由个人的思想情操、个性品德、文化修养、价值观、人生观等多方面的内在素质构成。良好的内在美可渗透于外表的气质，予人以内敛而不张扬，端庄而不轻佻，自重而不自傲的亲和感。且内在美可以通过后天的努力习得来提升，如加强个人文化艺术修养和思想道德水平，培养高尚的情操和高雅的气质，达到处事以诚、待人以敬的处事态度来升华自己的个性。

在这三者当中，内在美的外显是最高境界，仪容的自然美是人们的普遍心愿，而仪容的修饰美则是护士仪容礼仪关注的重点。真正意义上的仪容美，应当是上述三个方面的高度统一。

（二）仪容修饰的原则

仪容的修饰是为了能更好地呈现一个人身体各部分的协调性，可以突出个人气质，是身体器官、内在心理素质与外在形象特点的和谐共处。人们可以通过后期自主学习，如掌握化妆技巧、服饰搭配、面部表情和身材管理等方式，对自身的形象进行一定的修饰，从而使自己的整体形象给人以视觉审美层面的愉悦。适当得体的形象能让人感受到如沐春风般的舒适。尤其是医护人员在与患者交流沟通中，合理的仪容与职业身份互相和谐，体现一定的亲和力，有助于缩小与患者之间的距离，给人以良好的职业精神面貌。适当的仪容修饰应遵循以下几项原则，即自然美与修饰美的统一、局部美与整体美的统一、内在美与外在美的统一。

1.自然美与修饰美的统一　完美修饰贵在雕而无痕。日常仪容修饰既包括面部器官的局部修饰（如面部化妆），也包括整体形象的设计塑造（如发型、服装搭配、首饰搭配等）。

2.局部美与整体美的统一　一般来说，当人们评价一个人的仪容美的时候，总是先着眼于人的整体而做出评价。一方面，人的仪表、容貌不能离开生命整体、内在心灵而单独存在；另一方面，仪容的各个组成部分，也不能彼此隔绝而孤立存在。

3.内在美和外在美的统一　真正意义上的仪容修饰，离不开内心世界和精神蕴含的塑造。人们常说，相由心生。比大海、比星空更广阔的是人的心灵。仪表、容貌等外在表现，是心灵世界的感性形态。

护士被誉为“白衣天使”，其中寄托着人们对生命的尊重，美好的希望。恰到好处的职业形象，应是自然美与修饰美的浑然一体，局部美与整体美的和谐统一，内在美与外在美的有机结合。

二、护士的仪容修饰

规范的仪容修饰，是人们在人际交往过程中礼貌、自信、尊重他人的基本表现。作为一名战斗在第一线的基层医务工作者，美丽的仪容既是护士自身形象塑造的基本需求，又是建立友善的医患关系、树立良好的医院形象的基本需要。

美丽的护士形象，既反映了一名合格的护理工作者爱岗敬业的工作态度，又体现了一家医疗机构规范细节、严谨完善的组织管理理念，给患者以被尊重感和信任感，由此为患者创造了温暖舒心、欣赏美、享受美的心理氛围。

护士的仪容修饰包括面容修饰、头发修饰和肢体修饰。面部为人体外貌特征最显著以及最具有个人辨识度的部位，包括一个人的表情、神态。发为身体之冠，肢体则是人们所传递出的无声的身体语言。下文主要介绍面容修饰和头发修饰。

（一）面容修饰

面容是一个人仪容礼仪的核心，在人际交往中最能引起人们的关注，对第一印象起到关键性的作用，因此面容修饰在仪容修饰和个人形象构建中具有十分重要的意义。面容，指面部容貌、面貌或外观。包括人体头前部，上至额头，下到下巴。护理工作中的面容修饰主要包括面部日常养护、面部局部修饰以及面部化妆三部分。

1.面部日常养护　内养外护。良好的肤质状态需要内外结合、坚持不懈、常年调理。只有针对自身肤质、肤色及当时当下具体的皮肤情况，找到适合自己的保养用品，定期、定时做好皮肤的清洁、保湿、防晒等日常基础护理，结合科学的饮食、充足的睡眠等良好的生活习惯，保持乐观积极的精神状态，才能真正拥有润泽、细腻、紧致的健康肌肤。

2.面部局部修饰

（1）眉、眼部修饰。整齐自然的眉形可以衬托一个人的脸型，甚至气质。在进行修整时，应根据自己的脸型、眼型、肤色等特点综合考虑眉形的粗细、长短、浓密、眉色的选择，并配以眉笔、眉剪、眉刷等修饰工具进行整理。眼部是面部美感最重要的部分，拥有清澈明亮的眼睛，可以令面部表情更具神采。因此，在日常生活中，首先要保证的就是眼部的清洁和保护，保持正确地用眼姿势，避免眼睛过度疲劳，注意预防眼科疾病的发生。

（2）耳部、颈部的修饰。在面部修饰中，人们容易忽略耳朵和颈部，长期的缺乏保养使耳、颈部因皮肤干燥、缺乏清洁等细节问题影响了整体美感。

（3）鼻、口部修饰。修饰鼻部重在清洁卫生，应定期进行鼻毛修剪，清理鼻部暗疮、黑头，勿乱挤乱抠。口部修饰包括口腔清洁、牙齿保洁与唇部保养。保持清新的口气与健康整洁的牙齿，首先要养成每日早晚刷牙、饭后漱口的好习惯。

3.护士化妆　在职场上持淡妆可以展现现代职业女性淡然优雅的气质，也能够体现良好的职业风貌。护士持妆上岗，美丽端庄的仪容可以给患者健康生活的新鲜活力和美的感受，并在一定程度上增进护患之间的亲和力，产生积极的影响，促进患者病情的恢复。

（1）基本要求：自然得体，协调美观。护士在工作岗位上的妆容一定是清新淡雅，才能显示与身份、场合、职业环境相符合的气质素养。不可任意发挥，浓妆艳抹。

（2）基本技巧：日常工作妆的基本步骤可大致分为洁面、护肤、底妆、眉妆、眼妆、唇妆、面颊彩妆、整体定妆。

1）洁面：干净持久的妆容意味着需要一张干净的脸，做好面部的清洁工作是化妆的首要步骤。洗脸时一般温水最佳，干性皮肤尽量选择冷水。洁面产品的使用和使用频率根据个人的肤质进行选择，不过度清洁。洗完脸及时擦干，避免水分蒸发导致皮肤干燥。

2）护肤：洁面后根据肤质选择合适的护肤品均匀涂抹，一般护肤品包括化妆水、精华、眼霜、乳液、面霜等，使肌肤保持充足的水分和滋养，有利于底妆的服帖。白天应涂抹防晒产品，避免紫外线照射加速皮肤老化。

3）底妆：在选择底妆的时候，尽量选择与自己肤色相近的粉底液。如此不仅可以遮盖肤色的不均和瑕疵，也可以使皮肤看上去更细腻，妆面更加自然。干皮的人在使用粉底的时候可以混合护肤精华，使底妆与自己的皮肤完好地贴合，也在一定程度上降低了脱妆的概率。注意上底妆时不要忽略颈部，最后用粉饼定妆。

4）眉妆：包括修眉、画眉。常用画眉用品有眉笔、眉粉等。一般来说，眉色与发色相近或略浅。按照由内到外、由粗到细、眉头色浅、眉腰至眉尾色略深的顺序画出自然眉形。

5）眼妆：包括涂抹眼影、描画眼线、刷扫睫毛。眼影颜色丰富，在色彩选择上，年轻护士可选用粉色、橙色等暖色系体现青春亮丽，中年护士可选用棕色、大地色系等体现成熟稳重。

6）唇妆：上唇色前可以提前用润唇膏滋润双唇，再用唇线笔按照个人唇形的特点将理想唇形勾勒出来，最后用口红进行填涂。不同的职业、场合、妆容搭配不同的口红颜色，护理人员在口红颜色的选择上不宜过于鲜艳，尽量选择低饱和度的颜色，涂抹后最好在镜前露齿微笑，确保牙齿上没有沾染口红。

（3）护士化妆六大禁忌：不可带妆过夜、不可残妆示人、不可浓妆上岗、不可当众化妆、不可使用过期产品、不可使用他人用物。

（二）头发修饰

头发，指人的前额以下、两耳以上和后颈部以上生长的毛发。蓬松健康的头发，不仅可以增加美感，更起到保护头脑的重要作用。护理工作中的头发修饰包括头发日常养护、选择合理发型以及规范工作发式三部分。

1.头发日常养护　干净整齐、自然蓬松、富有光泽和弹性的健康秀发是规范工作发式、树立良好形象的前提。要想拥有乌黑亮丽的秀发，必须从清洁护理、每日梳理等细节做起，配以按摩、饮食等辅助手段，做好全方位的保养护理。

2.选择合理发型　合适的发型不但能修饰脸型和头型，提升个人的颜值和气质，还可以在视觉效果上达到平衡身材的作用，展示出仪容美。合适的发型选择需要结合自己的脸型、发质、年龄、体型、场合与服饰等量身打造，做到扬长避短，和谐统一，塑造良好的形象，展现自己的魅力。

3.规范工作发式　护士的工作发式应前不过眉、后不过领、侧不掩耳，以整洁、明快、方便、自然为基本要求，同时方便进行各种护理操作。在头饰、发色的选择，不宜标新立异，不戴夸张配饰，不盲从潮流前卫。目前，大部分国内医院根据科室的不同佩戴燕尾帽、圆帽两种护士帽，根据护士帽款式的不同，护理人员的发型也要求随之做出相应调整。

第二节　护士的仪态礼仪

一、仪态的内涵和基本要求

（一）仪态的内涵

1.仪态的概念　仪态，也叫体态或姿态，指的是人在活动中身体所呈现的各种姿态。仪态包含了一个人日常的所有活动，如一颦一笑、一举一动、一言一行、一坐一起，任何动作举止、神态表情和体态变化都属于仪态的表达。仪态也称为“身体语言”“第二语言”，作为人物的辅助语言传达了丰富的情感信息。

2.护士的仪态美　培根曾说："论起美来，状貌之美胜于颜色之美，而适宜且优雅的行为之美又胜于状貌之美。"指的便是仪态美。仪态美讲究的是身体各器官相互协调统一后所传达出整体的美感，相比外貌与身材的外表美，仪态美具有更深层次的意义。外在的美貌会随着时间的流逝而日渐失色，青春终将逝去；通过后天长期的学习和培养，仪态美则可以在岁月的沉淀中成为人格魅力的加分项，使得优雅永驻。

护士常常被人赋予"白衣天使"的称号，而天使象征着真善美，这更要求护士在日常护理工作中也应呈现出该有的仪态美，加上护理学本身就蕴含了技巧美和艺术美。因此护士举手投足间所展现出的动作举止要注意会对患者带来不同程度的影响。优雅得体的仪态美如同一缕冬日的阳光能抚平患者不良的情绪，给予患者信念上的支持，同时能取得他们的信任，帮助患者树立战胜疾病的信心，也是职业道德美的体现。骄傲自大、目中无人的言行举止不仅无礼，甚至会恶化与患者之间的关系，引起不必要的误会和争执，同时也影响了医疗服务质量，不利于患者的身心健康恢复。

（二）仪态美的基本要求

在人与人的沟通中，眼神、表情是最清楚、最正确的信号。护士在与服务对象交流时，眼睛应多采用正视，以表示尊重、理性、平等；不要斜视、扫视、窥视，因为这样显得轻浮或鄙夷，会让患者产生被瞧不起而受辱的感觉。笑容是指人含笑时的面容。在护理工作中，护士应用微笑的表情面对患者。微笑属于肯定性情绪，是礼貌的表示，是爱心的表现，是优质服务的重要内容。"一个美好的微笑胜过十剂良药。"对新住院的患者报以微笑，可以消除患者的紧张感和陌生感；对手术患者报以微笑，可以增强患者的安全感；对复健患者报以微笑，可以鼓励患者更加坚强。

1.表示尊重　现代护理强调"尊重患者，关爱生命""以患者为中心"的护理理念。在护理工作中，温和关爱的眼神和表情可以让患者感受到充分的尊重，是护理人员走进患者心灵，赢得患者信任的第一步，是建立互相理解、互相信任的良好医患关系的基础，有利于护理工作的顺利开展。

2.表示友好　在护理工作中，对任何患者以及患者身边的陪同人员，都应该表示友好。长流的细水可以滴穿坚硬的石头，柔弱的小草可以改变大地的颜色。对身陷病痛折磨的人来说，护理人员一个善意的眼神、一个友好的动作，都会给患者带去温暖，让其慢慢放下戒备心理。以诚挚的心去温暖患者的心灵，就是护理人员所拥有的创造生命奇迹的神奇力量。

3.表示关爱　恰到好处的关爱眼神可以帮助患者消除紧张、恐惧、绝望等心理障碍，形成积极向上的心理倾向；可以帮助患者克服心理恐惧，重树恢复健康的信心；可以帮助患者在满怀信心和动力的心理暗示下积极、乐观地配合治疗，接受治疗；有利于患者的康复。

4.表现适时　无论采用何种眼神、表情、神态，护理人员都要切记与之所处环境的氛围相符合。例如，当护理人员面对一位生命垂危的患者时，表情应严肃、凝重；当面对一个刚刚迎来健康新生命的家庭，表情宜喜悦、快乐；当面对一名紧张、恐惧的患者，则应报以关爱、抚慰的神情。

二、仪态的表现

（一）眼神

孟子曰："存乎人者，莫良于眸子。眸子不能掩其恶。"意思是观察一个人，没有比观察他的眼睛更有效的了，因为眼睛掩盖不了心中的善与恶。眼神的变化，可以真实地反映人们内心的各种情感变化。"眉目传情""临去秋波"等成语生动形象地说明了眼神在人们情感交流中的重要的作用。一个不经意间的眼神流露出的信息往往十分微妙，眼神的表达和传递不仅显示了自身心理活动，还会影响到彼此间沟通的效果。作为面部表情最重要的情感表达方式，护理人员应学会合理地表达与运用正确的眼神，使之成为与患者进行情感交流的有效方式。

1.眼语的构成　眼语，即人在日常生活中借助眼神所传递出的信息，一般涉及角度、部位、时间、方式、变化等五个方面。在注视他人时，目光的角度在某种意义上意味着与交往对象的亲疏远近。注视他人的部位不同，不仅说明自己的态度不同，也反映了双方关系有所不同。

2.眼神的运用

（1）注视的角度：由于工作场景的不同，护理人员在工作中使用不同的注视角度。通常可分为三种。平视，即交往双方视线呈水平状态的注视。是一般场合下最常见的视线交流角度，可体现人与人之间身份、地位的平等。当患者迎面走来，若此时护士恰好处于入座状态，应及时起立，迎面正视、迎接患者的目光，目光平视，以表示对患者的尊重。仰视，即在交往中居于低处，抬眼向上注视他人。有敬畏之意。反之，如身居高处、低眉向下注视他人，则称为俯视。俯视既可以表达出对交往对方的宽容、关爱，在某些时刻，却又传达出对对方的傲慢与轻视。因此应视具体场合合理运用。例如在进行日常护理操作时，对于长期卧床的病重患者，护理人员的俯视往往表达出爱护、宽容之意；倘若与比自身身高略低的患者进行语言交谈，则应稍稍弯腰，目光平视，以表达出对患者的礼貌；另外，护理人员在进行交流时应面对患者，目光正视，避免斜眼、歪头、眼神游离等有失礼貌的眼神出现。

（2）注视的部位：眼神注视在着交流对象不同的部位，代表着不同程度的亲密关系，表现出的态度不同，也会随之产生不同的化学反应即氛围。应根据谈话场合、亲疏程度、对方身份选择眼睛应该注视的部位。由于职业的特殊性，护士注视患者的时候需要投射到不同的部位，尤其是护士在对患者进行护理操作时，眼神注视的范围应该集中在必要的操作区域内。比如为患者进行臀部肌内注射或导尿时，如果非必要或无理由而去注意对方其他部位都是失礼的表现，尤其是当对方为异性时，可能会引起患者极大的不满或厌恶。

（3）注视的时间：在与人交流中，不仅要采用合适的注视方式与注视角度，视线接触的长短也有一定的讲究，过长或过短时间的注视反映了谈话者不同的态度。在护患沟通过程中，护士与患者之间的目光接触，应占全部对话时间的30%～60%，低于这个数值会被认为护士对谈话内容兴致低或不感兴趣，高于这个数值则会被认为相比起交流内容，护士更被患者本人所吸引。因此，护士要把握好注视患者的时间，尤其是对异性患者，对视时间不应超过10秒，长时间地凝视将会使交流对象觉得被侵犯，是失礼的表现。

（4）注视的方式：在与患者进行日常交流时，护理人员应注意注视方式的选择。正确把握注视方式，切不可因为注视方式的不妥而影响了与患者的沟通。

3.眼神的训练　护士的工作要求“眼到、手到、身到、技术到”，其中“眼到”最为先。想要拥有一双会传神“说话”的眼睛，可以通过后天的训练来实现，不仅可以让眼睛更灵动、明亮，还可以缓解视觉疲劳。训练眼神的方法多种多样，每个人可以根据自己的条件与需求选择适合自己的练习方法。

（1）定眼法：在眼睛正前方2～3米处做一个固定点，要求背景干净，定点与视线呈同一水平线，两眼正视，目光集中，起初训练时可以从20秒开始，随着训练逐渐递增时间，练习时尽量不要眨眼，完成一次练习后可搓热双手放在闭上的双眼上，使其得到充分的缓解和休息后再慢慢地睁开双眼。

（2）转眼法：保持头颈不动，两眼睁开，转动眼睛的方向。可以先让眼睛看向正上方，缓慢转动眼睛至右边，再转至看向正下方，最后看向左边。练习时顺时针做6组，逆时针做6组，上下左右反复练习。转动眼睛的速度和角度可以根据需要适当调整。

（3）扫眼法：在距离眼睛2～3米处放一幅画或者具有一定体积、面积的其他用品，头不动眼睑抬起，做放射状横扫，速度快慢可调整，要求视线所及之处全部看清并在到达边界时做适当定格，通过此练习不断增加视角长度。

（二）笑容

微笑是世界通用的语言，在古往今来的全球文化里代表着善良友好、精神愉悦的意思，它无需用言语翻译，就能让人一点就通，并为之所动。它在面部表情中是最能快速、直接地表达非语言的信息，是情感沟通的重要传递方式，以独特的魅力表达出美好的寓意，给人以热情和温暖，富有强大的感染力。在工作岗位上，护理人员的微笑是充满爱心的表现，是最基本的面部表情。面带微笑，更是优质护理、全心全意为患者服务不可或缺的重要组成部分。

1.微笑的作用　在工作岗位上，护士的微笑是优质医疗服务的反映形式之一，也体现了护理工作人员服务的热情与态度，是影响整体护理质量的重要因素之一。有人说：“护士的微笑，胜过一剂良药。”在与患者沟通时，脸上展露出美好笑容的护士必然比愁眉苦脸的护士更容易博得患者的好感与信任，使患者感受到温暖与亲和力，容易创造出和谐融洽的环境氛围，缓解患者和患者家属在医院时的压力。

（1）表现真诚友善。护理人员真诚的微笑容易使患者感受到善良友好，尤其是在与新就医患者进行交往时，容易使患者在交往时自然放松，在谈笑间不知不觉地缩短心理距离，并取得患者的信任。

（2）调节患者情绪。面露平和欢愉的微笑，可以让患者感受到充实满足、乐观向上的人生态度。在患者饱受病痛折磨的时候，情绪低落、烦闷、焦躁之时，护理人员温暖的微笑，往往能产生巨大的力量，给患者送去战胜病魔的勇气。

（3）传达心理暗示。在向患者进行健康宣教时，可以指导患者进行微笑的心理暗示，久而久之，便产生不可忽视的心理效应，使身心感受到积极的反馈，取得精神上的愉悦，有助于保持患者积极的心态，主动配合各项治疗的展开。

2.微笑的特征　微笑的基本方法是，放松面部肌肉，使嘴角微微上扬，嘴唇整体呈现弧形。在不牵动鼻子、不发出笑声、不露出牙齿和牙龈的前提下微微一笑。

3.微笑的练习　微笑从产生到形成大致可分为以下五个阶段：放松肌肉、增加弹性、形成微笑、修正微笑、保持微笑。

（1）第一阶段放松肌肉。在练习微笑前，从放松面部肌肉开始，尤其可以加强嘴唇周围肌肉的活动，通过练习唱歌开声的方式使其得到一定的活动，这个方法又名“哆来咪练习法”，从低音、中音、高音开始，循序渐进，每次发出一个音节，一个音节发三次音，练习时注意嘴型，要掷地有声，并且慢慢地提高分贝，让面部肌肉彻底活跃起来。

（2）第二阶段增加弹性。形成微笑时嘴巴是最重要的部位，经常锻炼嘴唇周围的肌肉可以使微笑变得更有感染力，整个面部表情也会富有张力。练习的时候挺直腰背，张大嘴尽量将嘴巴周围的肌肉伸张至最大限度，直至能感受到颧骨的刺激，保持10秒后合上张开的嘴，将双唇最大限度拉伸到嘴角两侧，注意此时的双唇应处于紧闭的状态，保持10秒。接着再将嘴唇慢慢聚拢做努嘴状，继续保持10秒。反复练习这三组动作以增加嘴唇肌肉弹性。

（3）第三阶段形成微笑。练习微笑的关键在于嘴角上升的程度，可以分为小微笑、普通微笑、大微笑。练习小微笑时，嘴角两端微微向上，稍露2颗门牙；练习普通微笑，在小微笑的基础上，提起嘴角两边的肌肉，使上嘴唇保持紧张感，露出6颗门牙，同时眼睛配合微笑，微笑时眼睛会呈现月牙状；练习大微笑，嘴角的肌肉在普通微笑的基础上再往上提，两侧的肌肉会有强烈的紧张感，露出8～10颗门牙，下门牙也可稍稍露出。每种微笑的练习保持10秒后恢复面部肌肉使其得到放松。

（4）第四阶段修正微笑。观察笑容是否存在缺陷，对症下药进行相应的修正。常见的问题有嘴角上扬的时候一侧歪斜，导致两边的脸不工整对称，另一个问题则是笑起来的时候牙龈外露。针对第一个问题可以利用木筷进行巧妙地练习，通过反复训练可以使嘴角的弧度得到修正，保持两边一致。针对第二个问题，建议微笑时不必过于自卑，大大方方地展露微笑反而透露出自信、热情的感觉。

（三）护士的仪容禁忌

护理工作强度大，工作时间没有规律，且时常要面对生死命悬一线的紧张时刻，所承受的心理压力可想而知。因此，护理人员要及时排解自己的不良情绪，切记不要将这种不愉悦感带到护理工作中，以免影响到患者，尤其是引起患者的情绪波动而使病情恶化。护士应学会抵抗压力，控制内心的情绪波动，一旦穿上护士服装进入岗位，立即将自身调整到工作状态。在临床护理工作中，切忌将个人感情因素、喜好等带入工作中，对待患者时不可出现傲慢、厌恶、烦躁、嘲笑、待人冰冷等不良仪态形象。

虽然仪态的表现形式只是简单的动作、表情，只是外观所看到的浅显印象，但实质上却是一个人内在美的诠释和表达。护理人员的仪态美以职业道德情感为基础，在不同的场合，需要抛开个人的因素，适当控制和表达内心的情感，做出适时的恰当表现。另一方面，护理人员在学会塑造自身仪态美的同时，阅读患者的仪态，阅读患者的内心世界，才是与患者真正进行精神世界交流的必要条件。细心观察患者的表情，正确解读患者的表情，才能真正了解患者的需要，为患者提供高品质的护理。

第三节　护士的着装礼仪

一、服饰礼仪的内涵

服饰是文明社会的产物，它是人们穿着的服装和佩戴的饰品的组合，是仪表的重要组成部分。英国伟大作家莎士比亚曾经说，一个人的穿着打扮就是他教养、品位、地位的最真实的写照。那么在日常工作和交往中，尤其是在正规的场合，穿着打扮的问题越来越引起现代人的重视。从这个意义上来讲，服饰礼仪是人人皆需认真去考虑、认真去面对的问题。

在人际交往中，服饰是主要的视觉对象之一，可以传递人的思想和情感。古今中外，着装从来都体现着一种社会文化，体现着一个人的文化修养和审美情趣，是一个人身份、气质、内在素质的无言的介绍信。服饰可展示个体内心对美的追求、体现自我的审美感受；服饰可以增进一个人的仪表、气质。所以，服饰是人类的一种内在美和外在美的统一。从某种意义上说，服饰是一门艺术，服饰所能传达的情感与意蕴甚至不是语言所能替代的。在不同场合，穿着得体、适度的人给人留下良好的印象，而穿着不当则会降低人的身份，损害自身的形象。在社交场合，得体的服饰是一种礼貌，一定程度上直接影响着人际关系的和谐。影响着装效果的因素，重要的是要有文化修养和高雅的审美能力，即所谓“腹有诗书气自华”。服饰是一个人仪表中非常重要的组成部分。

在医疗卫生行业，护士规范的着装，既反映了护士自身的职业形象，同时又代表了所在单位的形象及其规范化程度，因此有必要学习相关的服饰礼仪。

二、一般服饰的基本原则

（一）TPO 原则

服饰的穿着要考虑时间、地点和场合这三个因素，才能获得和谐、得体的穿着效果，这一原则简称为着装的“TPO”原则，即着装要考虑到时间（Time）、地点（Place）、场合（Occasion）。TPO原则是世界上流行的一种着装协调的国际标准。

1.时间原则

（1）符合时代的要求：不同时代穿衣的要求不同，唐朝时人们穿宽袍大袖的服装，清朝时穿长衫马褂。即使同一个时代，潮流也在不断地变化。因此，着装既不应超前，也不可滞后，应把握时代的潮流和节奏。

（2）符合季节的更迭：一年四季中，随着季节的更迭，着装应随之而改变。夏天的服装应以透气、吸汗、简洁、凉爽、轻快为原则；而冬天应选择保暖、御寒、大方的服装，避免冬衣夏穿或夏衣冬穿。

（3）符合时间的不同：每天早、中、晚不同的时间，着装也可不同。一天中早上锻炼时可穿运动装；白天上班需要面对职业对象，应选择合身而严谨的职业装，晚上可穿肥大、舒适及随意的服装，如需赴宴应考虑穿宴会服。

2.地点、场合原则

（1）与地点相适应：着装的地点原则实际上是指着装要与环境相协调。无论在室内或室外、国内或国外、单位或家中，不同的地点，着装应有所不同。在医院上班穿白大衣，逛街购物穿休闲装，在家休息穿家居服，都符合与地点相适应的原则。但如果穿着紧身裙去郊游登山，穿牛仔裤、T恤参加严肃会议，穿超短裙出现在保守的阿拉伯国家都是极不适宜的。

（2）与场合相适应：选择服饰应注意与穿着场合的气氛相协调。在交际应酬中有公务、社交、休闲三种场合。公务场合、社交场合属于正式场合，要求着装正规、讲究。休闲场合则属于非正式场合，着装可随意、休闲。公务场合应穿着整洁、大方、美观。社交场合对于服装款式的基本要求是典雅、时尚和个性，适宜的服装有套裙、时装、礼服等。参加社交场合应事先了解活动的内容和参加人员的情况，或根据经验挑选合乎场合气氛的服饰。

3.目的原则　人们的着装体现了一定的意愿，即着装留给他人的印象是有一定预期的。着装应适应自己所扮演的社会角色。服装款式在表现服装的目的性方面可发挥一定的作用。穿着款式庄重典雅的服装参加学术会议，显得参会者郑重，认真对待会议。

着装的“TPO”原则，在护士的工作、生活、学习中会经常用到。掌握并应用服装的“TPO”原则，既是对他人的礼貌，也是一个人良好修养的外在表现。

（二）整洁原则

整洁原则是指整齐干净的原则，这是服饰打扮的一个最基本的原则。一个穿着整洁的人总能给人以积极向上的感觉，并且也表示出对交往对方的尊重和对社交活动的重视。整洁原则并不意味着时髦和高档，只要保持服饰干净合体、全身整齐有致即可。

（三）个性原则

个性原则是指社交场合树立个人形象的要求。不同的人由于年龄、性格、职业、文化素养等各方面的不同，自然就会形成各自不同的气质，我们在选择服装进行服饰打扮时，不仅要符合个人的气质，还要突显出自己美好气质的一面。穿着打扮事在人为，对于整体效果出众者而言，并非因为有特别的容貌或特别的服装，而常在于服装的选择和搭配上有独到的见解，穿着品味与众不同。所以要善于发现自身的美，在整体和谐的穿着原则下，有选择、有意识地用服饰装扮自己，体现自身的个性美。

（四）适度性原则

衣服要穿着得体又有品位，首先要了解自己的体型，选择适合的服装色彩、图案，通过恰当的服饰配件来体现个人的穿衣风格，因此应讲究适度性原则。

1.适度的色彩　色彩的搭配应和谐，使人视觉上产生舒适感。切忌在工作场合穿着过于暴露、颜色过于鲜艳的服装。一般颜色搭配不应超过三种鲜艳或明亮的颜色。

2.适当的款式　在着装的选择上，应考虑穿着适合自己的年龄、身份、地位的衣服，取得与所处环境氛围的协调，并能展现个性。所以，应根据社交目的、场合及环境，选择与之相适应的款式。

3.适度的装饰　装饰要有分寸，恰如其分，该简则简，该繁则繁，使装饰后的人以自然美的姿态出现。装饰品的作用意在点缀。合适的装饰品，可起到画龙点睛、锦上添花的作用，使人更具风采和魅力。但如果装饰过多，则会显得繁复复杂，给人以画蛇添足的感觉，破坏个人的整体形象。因此，装饰应适度，首饰的佩戴以少为佳，有时可以不佩戴首饰。

三、护士服饰的要求

护士的仪表应给患者带来信任、安慰、温暖和生命的希望。护士着装仪表应遵循“整洁、得体、适度”的原则。护士服装应注重清洁、长短适宜、松紧适体、方便工作；护士帽、鞋、袜都应干净、舒适、规范。

（一）衣裙

护士服是护士工作时的专业服装，是区别于其他医疗服务人员的重要标志，也是护士职业群体的外在表现形式，它代表着护士的形象，予人白衣天使的美感。护士服的款式有连衣裙式、裤式，色彩以白色居多。部分医院将儿科、妇产科的护士服改为淡粉色，急诊、手术室的护士服改为绿色等，以使得不同的色彩对患者的心理产生不同的影响效果。对于护士服的着装要求包括以下几点。

1.仅供护士上班时着装　护士服为护士的职业装，上班时间着护士服，这是护理工作的基本要求，非上班场合不宜穿护士服，以示严谨。护士身着醒目的护士服，一方面是护理工作的需要，另一方面也易使护士产生职业责任感和自豪感。

2.宜佩戴工作牌　护士身着护士服时应同时佩戴标注其姓名、职称、职务的工作牌。这样做，一方面可促使护士更积极、主动地为患者服务，认真约束自身的言行，另一方面也便于患者辨认、询问和监督。所以，每一位护士都应自觉地把工作牌端正的佩戴在左胸上方，避免反面佩戴。当工作牌损坏或模糊不清时应及时更换。

3.应整齐清洁　护士服应经常换洗，保持平整，忌脏、皱、破、乱等。护士服的清洁和整齐可体现护士严谨的工作作风和严肃的工作态度，显示护士职业的特殊品质。

4.力求简约端庄　护士服的样式应以简洁、美观、穿着得体和操作活动自如为原则。穿着护士服，应大小、长短、型号适宜，腰带平整、松紧适度，衣扣扣齐，不能用胶布、大头针代替衣扣。同时注意与其他服饰的搭配与协调，如护士服内不宜穿过于臃肿、宽大的衣服包括大衣、羽绒服和棉衣等，内衣的颜色宜浅，领边与袖边不宜外露于护士服外。夏季护士多着裙装，如材质通透，可在护士服内穿着衬裙，但颜色宜选用白色或肉色，同时下摆不能超出护士服下摆。护士服有冬、夏之分，季节更迭时，应及时更换，不宜冬装夏用或夏装冬用。

（二）护士帽

护士帽有两种，即燕尾帽和圆帽。在我国，普遍认为护士帽是护士职业的象征，是一种荣誉，更是一份使命与责任，因此要求护士上岗时必须佩戴。戴燕尾帽时，要注意燕尾帽洁白、平整无折痕，系带高低适中，戴正戴稳，距发际4～5厘米，用白色发卡固定于帽后。头发最好为短发，并做到前不遮眉，侧不掩耳，后不及领；如为长发，要梳理整齐，盘与脑后或用发网挽起，不可披头散发。发饰应素雅大方，不可过于鲜艳、花哨，更不可显露在护士帽的正面。戴圆帽时，要求前达眉睫，后遮发际，将头发全部包起，不戴头饰；缝封要放在后面，边缘要平整。

（三）鞋袜

要根据不同的季节选择不同的袜子。夏季，女护士穿着裙式工作装时，要选择肉色连裤长袜；穿着长裤套装时可选择肉色短袜。在北方冬季，可选择肉色或浅色的棉袜，忌选用反差大的黑色或深颜色的袜子。切记，不论男、女护士，不可光脚穿鞋。

选择护士鞋时要注意整体装束的搭配，同时，还应考虑到季节性，如夏季可选择凉爽透气的护士鞋，冬季则应选择保暖轻便的护士鞋。无论选择什么样的护士鞋，都应遵循以下原则：式样简洁大方，以平跟或小坡跟为宜，颜色以白色或乳白色为佳，或与整体护士服颜色相协调，要注意防滑、舒适。

（四）口罩

应根据护士脸型大小及工作场景选择合适的口罩。戴口罩时，首先应端正口罩，系带系与两耳后，松紧适中，遮住口鼻，注意不可露出鼻孔。纱布制口罩应及时换洗消毒，保持口罩的清洁美观。一次性口罩使用后应及时处理，不可反复使用。护士不应戴有污渍或被污染的口罩，不宜将口罩挂于胸前或装入不洁的口袋中。

（五）饰品

饰品是一种点缀，但作为护士，工作时要求不佩戴各种张扬的饰物。一方面，佩戴饰物不便于工作，不利于操作时保持无菌；另一方面，佩戴许多花哨的饰物，会使护士在患者心中庄重、纯洁、大方、自然的“天使”形象大打折扣。医院是整洁、安静、严肃的场所，过度修饰会显得自己与医院这个大环境不和谐，与自己的职业不协调。在工作岗位上，护士佩戴饰品时应以少为佳，甚至可以不戴任何一种、任何一件首饰，对于男护士来讲，尤其有必要如此。

1.护士表　护士表是护士工作中不可缺少的饰物。护士在工作场合一般可佩戴胸表，胸表最好佩戴在左胸前，表上配有短链，用胸针别好。由于护士表盘是倒置的，低头或用手托起表体即可查看、计时。这样既卫生又便于工作，亦可对护士服起到装饰作用，更能体现护士特有的形象。

2.发饰　用于固定护士帽的非装饰性饰物。一般情况下，护士的燕尾帽需要发卡来固定，发卡应选择白色或浅色，左右对称别在燕尾帽的后面，一般不外露。一般情况下，护理人员在工作时间头部不宜佩戴任何醒目的饰物。

3.戒指、手链、脚链等　护士在工作时不应戴戒指等首饰，因其既会影响护理操作正常进行，又容易存留细菌增加污染机会，同时也不利于对首饰的保护。

4.耳饰　护士在工作时不应戴耳环、耳坠等。耳钉较耳环更为小巧含蓄，所以，一般情况下，允许女护士佩戴耳钉。

5.项链及挂件　护士在工作场合一般不宜佩戴项链和挂件，即便佩戴，也只能将其戴在工作服内，而不宜显露在外。

课内实训

以自己为模特塑造仪容仪态及护理着装。

案例回顾

本章的教学案例中，护士小张虽然个人能力强，踏实能干，但她不修边幅，作为一名护理人员，在仪容仪表方面有所欠缺，容易使来院就医的患者产生反感的心理，也无法对其产生信任。经过学习，相信同学们已经明白仪容仪表的重要性，对自己未来的职业形象有了一定的标准。

塑造良好的个人形象，是每个护理人员应该关注的重点。提高护士对职业形象礼仪的认识，学习礼仪规范，并将其运用在今后的日常生活与护理工作中，不断完善自身的综合职业素养，可以与服务对象建立健康和谐的人际关系，还可以获取群众对个人及组织形象的支持与认可。

第六章 护士体态礼仪规范

上智云图

数字资源素材

章前引言

体态是一个人精神面貌的外观体现，是人的体与形、静与动的结合物，更是人的形象的具体展示，它犹如人们的一种“身体语言”，具有向外界传递一个人的思想、情感和态度的功能。

在人与人交往的过程中，不仅要“听其言”，而且要“观其行”。体态语言学大师伯德惠斯戴尔（Birdwhistell）的研究成果表明：在人与人之间的沟通过程中，有2/3的信息是通过体态语言来表达的。体态的信息含载量远大于有声语言，并能表达出有声语言所不能表达的情感。护士在工作中不仅要随时保持良好的体态，给患者以良好的视觉感受，更要善于从患者的体态语言中了解患者真实的思想轨迹，因势利导，切实做到“因人施护”。

学习目标

1.掌握各种体态礼仪的规范要求。

2.具有正确展示护理礼仪的能力，在护理工作中彰显白衣天使的风采。

3.能够运用护理礼仪规范，在护理工作中做到行之有礼、举之有规。

4.能在生活和护理实践中规范自己的行为举止，做到知行合一。

思政目标

《礼记·冠义》中所说：“礼义之始，在于正容体、齐颜色、顺辞令。容体正、颜色齐、辞令顺，而后礼义备。”护士应培养良好的美育素养，能够用符合患者需要的仪容、仪态标准，带给患者舒心的体验，提升护理质量，促进护患关系的和谐。

案例导入

某医院，新护士小王正独自一人坐在护理站，此时她披散着头发，涂着红红的指甲油，妆容浓烈，戴着耳机，一边玩手机一边发出大笑声。这时，来了一位探视的患者家属，问道：“护士小姐，请问508病房在哪里？”小王没抬头，只用头向左侧微微甩了一下，隐隐约约地哼了一声：“那边。”眼睛仍然没有离开手机。患者家属探着头问道：“在哪里？我没听清。”只见小王突然瞪起眼睛，大吼一声：“不是告诉你那边了么，你聋了？”患者家属呆了一下，很不满地说道：“你这个护士怎么这么不尊重人呢？”正在这时，刚刚来到护理站的一名护士赶紧走上前，她面带微笑，眼神温和，头戴燕尾帽，脚穿白色软底护士鞋，赶紧对患者家属说：“您好，您是来看刘大婶的吧，她刚做完手术，正在等您，请跟我来，我送您过去吧。”

思考题

上述案例中出现两名护士，职业形象与工作态度截然不同，请试想一下，你希望未来的自己展现怎样的职业形象呢？

第一节　护士标准体态礼仪

一、体态礼仪的内涵

（一）体态的概念及意义

体态，又称举止，是指人的身体姿态和风度，是一个人精神面貌的外在体现。姿态是身体所表现的样子，风度则是内在气质的外在表现。人的一举手、一投足、一弯腰乃至一颦一笑，并非偶然的、随意的，这些行为举止自成体系，像有声语言那样具有一定的规律，并具有传情达意的功能。人们可以通过自己的体态向他人传递个人的学识与修养，并能够以其交流思想、表达感情。正如艺术家达·芬奇所说："从仪态了解人的内心世界、把握人的本来面目，往往具有相当的准确性和可靠性。"体态的美丑，往往是鉴别一个人是高雅还是粗俗，是严谨还是随性的标准之一，它既依赖人的内在气质的支撑，同时又取决于个人是否接受过规范和严格的体态训练。

护士的体态礼仪是指对护理活动中护士的表情、姿势和动作等的规范和要求，是护理礼仪的重要组成部分。护士的体态作为一种无声语言，传递着一定的信息，成为护理活动中重要的沟通方式之一。正确掌握和运用护士的体态礼仪，在护理工作中是非常重要的。

（二）优美的体态，文明的举止

体态与人的风度密切相关，是构成人们特有风度的主要方面。体态是一种不发声的语言，是内涵极为丰富的语言。从某种意义上说，它比其他姿态更引人注目，形象效应更加显著。如果一个人容貌秀美，衣着华贵，但没有相应的姿态行为美，便给人一种虚浮的粗浅感。

举止的高雅得体与否，直接反映出人的内在素养；举止的规范到位与否，直接影响他人的印象和评价。行为举止是心灵的外衣，它不仅反映一个人的外表，也可以反映一个人的品格和精神气质。

二、护士标准形体姿势

护士仪态美应该表现出尊重患者、尊重习俗、遵循礼仪、尊重自我。护士的行为举止，应该给人文雅、活泼、健康、有朝气、稳重的白衣天使形象。

我国古人用"站如松、坐如钟、行如风"来规定站、坐、行的姿态。对护士而言，良好的体态可增加患者对护士的信任感，唤起患者的美感，使患者能更好地配合治疗和护理，促进患者的早日康复。在人的日常活动中，常用体态包括站姿、坐姿、行姿、蹲姿等；除一般日常体态外，护士有一些常用的工作体态，如端治疗盘、持病历夹、推治疗车、传递物品等。

（一）站姿

站姿，又称立姿或站相，指的是人在站立时所呈现的姿态，是日常生活中一种最基本的体态。人在站立时应注意保持挺拔向上、站姿自然稳重，体现出礼貌又充满自信。由于性别的差异，男女的基本站姿要求有一些不同。对女士的站姿要求是优美，对男士的要求则是稳健。

1.基本站姿要求　能体现出人的稳重、端庄、挺拔、礼貌、有教养，显示出一种亭亭玉立的静态美。它是培养优美体态的基础，也是发展体态美的起点和基础。

（1）头部：头正颈直，双目平视，下颌内收，面带微笑，呼吸自然。

（2）躯干：脊柱要尽量与地面保持垂直，收腹挺胸，平肩提臀，身体重心尽量提高。

（3）上肢：双臂自然垂直于身体两侧，手指稍许弯曲。

（4）下肢：双腿直立并拢，两腿跟及双膝紧靠，脚尖分开45°～60°，身体重心落于两腿正中。

2.女士站姿　要求轻盈典雅、端庄大方。

（1）脚的变化：脚最常见的变化有四种，即“V”形脚、半“V”形脚、“丁”字形脚、平行脚。①“V”形脚：脚跟靠紧，两脚分开45°～60°。②半“V”形脚：一脚脚跟紧靠另一脚内侧中点，两脚所成角度为45°～60°，双脚可交替变化，身体重心可在前脚或后脚。③“丁”字形脚：将半“V”形脚两脚角度改为90°，即为“丁”字形脚，双脚可交替变化。④平行脚：双脚平行，脚跟、脚尖全部紧靠。

（2）手的变化：手的变化可有四种，即基本式、叠握式、分放式、相握式。①基本式：双手自然垂于身体两侧，手指微曲，指尖向下。②叠握式：双臂基本垂直，双手几乎平展，一手叠于另一手上，并轻握另一手四指指尖，被握之手指尖不超出上侧手的外侧缘。③分放式：一臂自然放松垂于体侧，手指自然弯曲，另一臂自然放松屈曲置于体侧，手轻握成半拳，置于侧腹，前不过身体正中线，双侧可交替变化。④相握式：双臂略弯曲，双手四指相勾，轻握，置于中腹部。

3.男士站姿　要求男士在站立时注意阳刚、英武的气质。站立时，一般应两腿平行，双脚微分开，与肩同宽（间距最好不要超过一脚之宽）。全身正直，头部抬起，双眼平视，双肩稍向后展并放松。双臂自然下垂伸直，双手贴放于大腿两侧；也可双臂自然下垂，将右手握于左手腕部上方自然贴于腹部，或背于身后贴于臀部。

如果站立太久，可以双腿轮流后退一步、身体的重心轮流在一只脚上，但上身仍需挺直。脚不可伸得太远，双腿不可叉开过大，变换不可过于频繁，膝部不可出现弯曲。

4.站姿禁忌

（1）全身不够端正：站立时东倒西歪，斜肩、勾背、凹胸、撅臀、屈膝或两腿交叉，懒洋洋地依靠在病床、床柜、墙壁等支撑物上，双手插在口袋里或交叉于胸前，往往给人敷衍、轻蔑、傲慢、漫不经心、懒散懈怠的感觉。

（2）手脚随意乱动：站立时，双手下意识地做些小动作，如摆弄衣角辫梢、玩笔、咬手指、用脚乱点乱画或双腿叉开等，这些动作不但显得拘谨、不大方，还给人缺乏信心和经验感，而且也有失仪表的庄重。

（3）表现自由散漫：站久了，若条件许可，可坐下休息。但不应全身松散，站立时随意扶、拉、倚、靠、趴、蹬、跨，显得无精打采，自由散漫。

5.站姿训练

（1）靠墙站立训练：根据站姿基本要领，将枕部、肩胛骨、臀部、小腿、足跟紧贴墙壁，收紧腹部，目视前方，面带微笑站立20～30分钟，配合轻柔舒缓的音乐可以使心情愉快，每天至少1～2次，养成习惯。

（2）背靠背站立训练：按身高，两人一组，背靠背紧贴，以靠墙训练要求进行练习。

（3）强化训练法：为了加强和检验训练效果，可在靠墙站立训练时，用硬纸片夹于身体与墙面接触的五个点上（枕部、肩胛骨、臀部、小腿、足跟），以纸片不掉落为标准进行练习。

站姿训练要靠日积月累，除了坚持训练外，在日常生活中，应处处自觉地要求自己保持正确的站姿，天长日久，形成习惯，才能真正做到站姿优美。

（二）坐姿

坐姿，即人就座后身体所呈现的姿势，它是一种静态的姿势，相对于站立而言，是一种放松，但也不能过于随便。护士的坐姿要体现出护士的谦逊、稳重娴静、诚恳的态度。为了使自己的坐姿从入座到离座都表现出端庄、舒雅、自然，护士不仅要注意坐姿，还要顾及入座到离座时的姿态，以避免出现令人尴尬的局面。坐的时候一般要兼顾角度、深浅、舒展三方面的问题。角度，即人在取坐位后所形成的躯干与大腿、大腿与小腿、小腿与地面间所形成的角度，角度的不同可带来坐姿的千姿百态。深浅，即人在取坐位时臀部与座椅所接触的面积的多少。舒展，即入座前后身体各个部位的舒张、活动程度。舒展与否，往往与交往对象有关，舒展的程度可间接反映交往双方关系的性质。

1.就座要点

（1）入座：入座包括走向座位直至坐下这一过程，它是坐姿的先驱动作，可反映一个人的礼貌修养，因此应予以重视。入座时应注意：①入座得法，落座无声。入座时，要走到座椅前方，距身后的椅子约半步距离，一脚后移，以腿部确认座椅的位置后，再轻稳坐下。女士着裙装入座时，应先用双手抚平裙摆后再坐下，以显得端庄娴雅；男士落座时应稳健大方，切不可出现“提裤腿”动作。无论是移动座位还是落座，调整坐姿时都要不慌不忙，悄无声息，以体现自己良好的教养。②注意顺序，礼让尊者。在人多的场合，入座时要注意请尊者先坐；平辈或亲友之间可同时入座。切记，抢先入座是失礼的表现。③讲究方位，“左进左出”。无论从哪一方向走向座位，只要条件允许，都应从座椅的左侧入座，离开时也从左侧离开，这样做是一种礼貌，而且也易于就座。

（2）落座：正确地坐姿为上身挺直，头部端正，双目平视，下颌微收，双肩平正放松；双手掌心向下，自然放于大腿上或椅子扶手上；双膝靠拢，男士可略分开，但不可超过肩宽；双腿正放、侧放或叠放；躯干与大腿、大腿与小腿之间均呈直角。落座后应注意：①适宜的方位，谈话时可根据谈话对象的方位适当调整坐姿，将上体与腿同时转向一侧，面向谈话对象，注视对方。②适宜的深浅，入座后不应坐满座位，一般只坐前2/3座椅，以表示对对方的敬意。

（3）离座：离座就是指采取坐姿的人要起身离开座位。为了尊重他人，表示自己的礼貌，在准备离座时要注意以下几点：①离座前要先有表示。当有其他人在座时，离开座位前应该用语言或动作向其示意，随后方可起身离座，不要突然起身以免惊扰他人。②离座要有先后顺序。需要离座时必须注意起身的先后顺序，礼让尊长。在护理工作中，一般患者可先行离座，如果是平辈之间，可以同时起身离座。③离座时，在条件允许的情况下，应该从左边离开。与左边进入一样，左边离开也是一种礼貌的表现。④站立稳定后再行走。离开座椅时，可将一脚向后收半步，恢复基本站姿，站立稳定后，才可离开。避免起身就跑或起身与行走同时进行。⑤起身离座时动作要轻缓，无声无息。避免出现起身离座动作过快、过猛，而发出声音或将物品弄掉落。

2.坐姿的变化及要求　坐姿的变化主要体现于手的位置和腿脚的姿势上，一般场合下，可以在礼仪规范内适当调整坐姿。

（1）手的变化：可分为三种。①分放式：双手放松，掌心向下，分别放于两侧大腿上。②相握式，双手四指相勾，轻握置于腿上。③叠握式，双手掌心向下，叠握置于一侧大腿上或两腿之上。

（2）腿脚的变化：①基本式：上身与大腿、大腿与小腿、小腿与地面之间的角度均呈90°，双膝并拢，双脚呈“V”形、半“V”形或平行式。②后点式：双腿后收半步，两脚尖点地，或一脚尖点地、一脚平放，双膝并拢。③侧点式：双腿向左或向右倾斜，与地面呈65°～70°，重量置于脚掌前部，双膝并拢。注意双腿在倾斜的时候，膝盖朝向患者，如将脚朝向他人，是不礼貌的姿势。④前伸式：双脚前伸至脚尖不翘起，双脚呈半“V”形或平行式，或双脚交叉放置，双膝并拢。

男士坐姿应更加强调潇洒大方，双膝双脚可适度分开，但不宜超过肩宽。

3.坐姿禁忌　在护理工作中，可以根据工作内容的需要采取坐姿，如与患者谈话、进行病案讨论、参加业务学习等。为了展示护士文明、端庄的仪态，就座后应注意避免以下不雅姿势的出现。

（1）头部：坐定后，头部不宜靠在座位背上，或低头注视地面，左顾右盼，心神不定，摇头晃脑，闭目养神等。

（2）躯干部：坐定后上体不宜过于前倾、后仰、歪向一侧，或无精打采趴在桌上。

（3）手部：坐定后，手部小动作不宜过多，如挖鼻孔、掏耳朵、剪指甲、两手抱头或抱膝、双手夹在两膝之间等。

（4）腿部：坐定后，双腿不宜分开过大或高跷“二郎腿”，不宜反复抖动不止，或把腿架在别的凳子上；需要久坐时不能单腿盘坐或双腿盘坐在座位上；不宜勾脚尖，使对方看到鞋底或脚部摇动不止。

（5）脚部：坐定后，不宜将脚过高抬起，以脚尖指向他人，不宜脱鞋子、袜子或两脚打击地面发出声音而影响他人。

（6）腰部：无论是落座、处于坐姿中，还是离开时，腰部肌肉均应保持紧张状态。

4.坐姿训练　按坐姿基本要领，着重脚、腿、腹、胸、头、手部位的训练，搭配舒缓、优美的音乐，可以减轻疲劳，每天训练20分钟左右。日常生活中也要时时注意，每天坚持。训练的重点是背部挺直和腿姿健美。

（三）行姿

行姿属于动态之美，护士的走姿应协调、稳健、轻盈、自然。良好的行姿能给人以美的享受。

1.基本行姿　行走之时，应以正确的站姿为基础，并且全面、充分的兼顾以下五个方面。

（1）步态稳健：行走时目标要明确，上身保持基本的站姿要求，昂首挺胸、收腹立腰、双肩平稳、双臂自然摆动于体侧，应自然地、一前一后有节奏地摆动。在摆动时，手部要协调配合，掌心向内、自然弯曲。摆动的幅度以30°左右为佳，不能横摆或同向摆动。男士步伐应雄健、有力，展示刚健英武之美；女士则应轻盈、稳重、优雅，显示柔美之姿。

（2）起步前倾，重心在前：起步行走时，身体应稍向前倾，身体的重心应落在交替移动的前脚脚掌之上。如此，身体就会随之向前移动。值得注意的是，当前脚落地、后脚离地时，膝盖一定要伸直，踏下脚时再稍微放松，并即刻使重心前移，这样走动时步态更加优美。

（3）脚尖前伸，步幅适中：在进行时，向前伸出的脚要保持脚尖向前，不要向内或向外（即外八字或内八字）。同时还应保持步幅大小适中。步幅是行进中一步之间的长度。正常的步幅应为一脚之长，即行走时前脚脚跟与后脚脚尖相距为一脚长。

（4）步速均匀：男士步速以每分钟100～110步为宜，女士步速以每分钟110～120步为佳。

（5）步韵优美：步韵指行走时的节奏、韵律、精神状态等。行走时，身体重心应随脚步移动不断由脚跟向脚掌、脚尖过渡，应脚步轻盈、具有节奏、行进无声。

2.行姿禁忌

（1）瞻前顾后：在行走时，不应左顾右盼，尤其不应反复回过头来注视身后，另外还应避免身体过分摇晃。

（2）八字步态：在行走时，若两脚脚尖向内侧伸构成八字步，或向外侧伸构成外八字步，都很不雅观。

（3）声响过大：行走时应步态轻稳，如用力过猛，声响过大不仅会妨碍或惊吓他人，还会给人留下粗鲁、没教养的印象。

（4）体不正直：在行走时，应当避免颈部前伸、歪头斜肩、甩动手腕、扭腰摆臀、挺腹含胸等。

3.行姿训练　许多人走路都有不良习惯，要使步态符合规范，必须加强训练。训练可以按以下步骤进行。

（1）双臂摆动训练：身体直立，双臂以肩关节为轴，按摆动幅度的要求前后自然摆动，这样可以纠正双臂僵硬、双臂左右摆动的毛病，使双臂摆动优美自然。

（2）练习步位、步幅：在地面画一条直线并以自己脚的长度将直线分为若干线段，行走时双脚内侧落在直线上（男性脚尖可略向外展，以脚跟落线）。两脚前后距离为一条线段，避免步幅过大或过小。

（3）行走训练：头顶一本厚书，先缓步行走，待协调后再加快脚步，这样可以克服走路时摇头晃脑、东张西望的毛病，保持行走时头正、颈直、目视前方的姿态。

（4）步态综合训练：训练行走时各部位动作的协调一致，行走时配上节奏感较强的音乐，掌握好行走时的节奏速度，上身平直，双臂摆动对称，步态协调优雅自然。

（四）蹲姿

蹲姿也是护理人员常用的一种姿势，如拾取地上的物品、为患者整理床头柜等都会用到。

1.基本蹲姿

（1）高低式：下蹲时，双膝一高一低，左脚在前，右脚稍后。左脚完全着地，小腿基本垂直于地面，右脚脚跟提起；右膝低于左膝，内侧可靠于左小腿内侧，女士应靠紧两腿，男士则可适度分开。臀部向下，重心落于右腿上。

（2）交叉式：交叉式的优点是造型优美典雅，适合女性穿短裙时采用。下蹲时，右脚在前，左脚在后，右小腿垂直于地面，全脚着地，左膝由后下方伸向右侧，左脚跟提起。右脚在上，左脚在下，交叉重叠，上身略前倾，臀部朝下，两腿前后靠近，合力支撑身体。

（3）半蹲式：属非正式蹲姿，多在行进中应急时采用。下蹲时身体半蹲半立，上身稍弯，臀部朝下，双膝略弯，上身及膝部角度均为钝角。两腿不可分开过大，重心应落于一条腿上。

2.蹲姿禁忌

（1）面对他人下蹲，这样会使他人不便。

（2）背对他人下蹲，这样做对他人不够尊重。

（3）下蹲时双脚平行叉开，毫无遮掩，是极不雅的举止，女性尤应避免。

（4）下蹲时低头、弯腰或弯上身、翘臀等，都应该避免，特别是女性穿短裙时，此种姿势非常不雅观。

3.蹲姿训练　以高低式为主，练习拾物，下蹲时要注意手尽量贴近腰身，视线落于物体上，无论练习哪一种蹲姿，切不可双腿叉开，大弯腰或大幅度扭转身体。

第二节　护士工作体态礼仪

一、端治疗盘

治疗盘是护理工作中的常用物品。护理人员在做一些护理操作时，往往需要端治疗盘前往病房。正确的端盘姿势配以轻盈稳健的步伐、得体的护士服和燕尾帽，会给患者带去一种精神安慰和安全感。

（一）正确姿势

身体正直，上臂紧靠躯干，与前臂呈90°；双手端盘，拇指卡在盘的边缘，其余四指托住盘底；取放和行进中要注意平稳，治疗盘不触及护士服。

（二）注意事项

1.纠正不良体态　不宜将治疗盘紧靠身体，或一手持盘，将盘的另一边置于髂骨处。

2.坚持礼让患者　当端盘行进过程中迎面遇到患者，应向侧方让开一步，请患者先行。

3.注意动作轻稳　进出时可用肩部轻轻推开和关闭房门，不可用臀部、膝部或用脚等身体其他部位将门顶开、踢开或关闭。端盘行进中要保持平衡，治疗盘不可倾斜。

二、持病历夹

病历夹是把记录患者病情的病历本很好保存并便于随时书写的夹子。每一位入院患者都要建立病程记录，以便随时查阅、讨论。病历夹在临床上使用率很高，也是护士的常用物品，持病历夹的基本姿势有三种。

方式一：一手持夹，夹下端一角在髂嵴上方，夹平面与身体纵向约呈45°，另一手臂自然垂于体侧。

方式二：一手臂垂于体侧，另一手握住病例夹的中部，放在前臂内侧，垂于体侧，行进时手臂自然摆动。

方式三：一手臂自然垂于体侧，另一手握夹，前臂与上臂呈90°，将病例夹置于侧胸。

三、推治疗车

治疗车也是护理工作中的常见物品。治疗车一般三面有护栏，无护栏的一面设有两个抽屉，用于存放备用物品。

（一）基本体态

无论推治疗车、平车或轮椅，护士推车时均应双手扶车把，身体正直，用力适度，动作协调。

（二）注意事项

1.注意动作轻缓　进出房间时，应先将车停稳，再打开房门，将车推入或推出，随后再轻轻将门关上，切不可用车撞门。

2.纠正不良体态　身体过度前倾、耸肩；离车太近或太远；一手随意推着或拉着车走。

3.礼让患者　推治疗车在走廊上与对面患者相遇时，非紧急状态下应将车推向一侧，请患者先行。

第三节　护士交往中的体态礼仪

一、传递物品

递物与接物是护士常用的动作，应当双手递物，双手接物，表现出恭敬尊重的态度。护士在工作中常会递接文件或物品，在递接过程中也应注意表现大方，体现素养。在递交文件时，应双手递交，文件以正面示对方；递交剪刀等锐利物品时，尖锐一侧不应朝向对方；接物时也需双手接取，并点头示意。在递交过程中应面带微笑，并配合礼貌用语，不可一言不发。

二、鞠躬礼仪

一般在迎送时使用鞠躬致意礼，表示感激之情。鞠躬致意适用于下级对上级、晚辈对长辈。与欠身礼不同的是，鞠躬礼需目光落地。鞠躬的幅度主要有15°、30°、45°、90°等。一般来说，15°的鞠躬礼表示问候，30°和45°的鞠躬礼用于迎客和送客。鞠躬时，还应微笑地致以相应的问候语或告别语。

规范鞠躬致意的要领：手下垂，立正，两眼注视对方，上身向前倾，同时问候“您好”“您早”“欢迎指导工作”等，然后恢复原来的姿势；行礼时面带微笑，如有帽子应摘掉，注意鞠躬时目光应向下看，表示谦恭，勿一面鞠躬一面试图抬眼看着对方；鞠躬时，嘴里勿吃东西，礼毕直起身恢复原来姿势，双眼应有礼貌地注视对方，而不要一起身目光就移向他方，会让人感到并非诚心诚意。

课内实训

实训一

【实训目的】 训练护士的体态礼仪。通过训练有素的站姿、坐姿、行姿等行为规范，表现护理人员的端庄稳重、自然得体、优美大方。

【实训时间】 2学时，80分钟。

【实训材料】 全班同学排列为若干纵队，护士服饰礼仪准备完毕，衣帽整齐。

【实训步骤】

1. 集体训练 教师示教并喊口令，纠正错误的姿势。

2. 分组训练 分为若干小组，每组4～6人，由一名同学负责喊口号，先分别练习各项姿势，互检动作不足之处；再将所有姿势贯穿为一个完整的场景，共同练习。

【实训方法】

（一）站姿

1. 女士站姿 要求轻盈典雅、端庄大方。

（1）基本站姿：能体现人的稳重、端庄、挺拔、礼貌、有教养，显示出亭亭玉立的静态美。它是培养优美体态的基础，也是发展体态美的起点和基础。

1）头部：头正颈直，双目平视，下颌内收，面带微笑，呼吸自然。

2）躯干：脊柱尽量与地面保持垂直，收腹挺胸，平肩提臀，身体重心尽量提高。

3）上肢：基本式，双臂自然垂直于身体两侧，手指稍许弯曲。

4）下肢："V"形脚，双腿直立并拢、两腿及双膝紧靠、脚尖分开45°～60°，身体重心落于两腿正中。

（2）半"V"形脚

1）上肢：叠握式，双臂基本垂直，双手几乎平展，一手叠于另一手上，并轻握另一手四指指尖，被握之手指尖不超出上侧手的外侧缘。

2）下肢：一脚脚跟紧靠另一脚内侧中点，两脚所成角度为45°～60°，双脚可交替变化，身体重心可在前脚或后脚。其他同基本站姿。

（3）"丁"字形脚

1）上肢：分放式，一臂自然放松垂于体侧，手指自然弯曲，另一臂自然放松屈曲置于体侧，手轻握成半拳，置于侧腹。前不过身体正中线。双侧可交替变化。

2）下肢：将半"V"形脚两脚角度改为90°，即为"丁"字形脚，双脚可交替变化。其他同基本站姿。

（4）平行脚

1）上肢：相握式，双臂略弯曲，双手四指相勾，轻握，置于中腹部。

2）下肢：双脚平行，脚跟脚尖全部紧靠。

2.男士站姿　要求男士在站立时注意阳刚、英武的气概。

（1）基本站姿同女士。

（2）站立时，两腿平行，双脚微分开，与肩同宽（间距最好不要超过一脚之宽）。双臂自然下垂，将右手握于左手腕部上方自然贴于腹部，或背于身后贴于臀部。

（二）坐姿

为16步落座法：从开始落座至离座。

1.喊口令“准备”，受训者在座椅靠背后方站定。

2.喊口令“1、2、3、4、5”，受训者左脚先行，按口令走5步，从座椅左侧行至椅前站定，身体距座位10～15cm。

3.喊口令“6”，受训者右脚向后移动，直至触及座椅边缘，不允许低头或斜视找椅子。

4.喊口令“7”，受训者以双手抚平裙摆轻稳落座，取基本坐姿或其他坐姿。

5.喊口令“8”，受训者从原来坐姿恢复到基本坐姿。

6.喊口令“9”，受训者将腿向后移半步，小腿轻触座椅边缘。

7.喊口令“10”，受训者轻稳起身，注意保持身体平衡。

8.喊口令“11”，受训者转身从左侧离开。

9.喊口令“12、13、14、15、16”，受训者左脚先行，按口令走5步，从座椅左侧行至座椅靠背后方站定。

（三）行姿

男士步伐应雄健、有力，展示刚健英武之美；女士则应轻盈、稳重、优雅，显示柔美之姿。

行走时，应伸直膝盖，尤其是前足着地和后足离地时，膝盖不能弯曲，步幅以一脚距离为宜。步速均匀，男士步速以每分钟100～110步为宜，女士步速以每分钟110～120步为佳。

双臂自然摆动，肩部、肘部、手腕相互协调。摆动时，双臂带动双肩、肘、腕自然随之，以身为轴前后摆动幅度为30°左右，步伐自然，手足配合协调，保持整个身体的有机统一。

（四）蹲姿

在行姿训练中加入下蹲拾物。

1.高低式　下蹲时，双膝一高一低，左脚在前，右脚稍后。左脚完全着地，小腿基本垂直于地面，右脚脚跟提起；右膝低于左膝，内侧可靠于左小腿内侧，女士应靠紧两腿，男士则可适度分开。臀部向下，重心落于右腿上。

2. 交叉式 右脚在前，左脚在后，右小腿垂直于地面，全脚着地，左膝由后下方伸向右侧，左脚跟提起。右脚在上，左脚在下，交叉重叠，上身略前倾，臀部朝下，两腿前后靠近，合力支撑身体。

（五）端治疗盘

训练者在行姿中加入端治疗盘姿势。

端盘正确姿势：身体正直，上臂紧靠躯干，与前臂呈90°；双手端盘，拇指卡在盘的边缘，其余四指托住盘底；取放和行进中要注意平稳，治疗盘不触及护士服。

（六）持病历夹

1. 方式一 一手持夹，夹下端一角在髂嵴上方，夹平面与身体纵向约呈45°，另一手臂自然垂于体侧。

2. 方式二 一手臂垂于体侧，另一手握住病例夹的中下部，放在前臂内侧，身体与夹约呈45°，置于侧下腹。

3. 方式三 一手臂自然垂于体侧，另一手握夹，前臂与上臂呈90°，将病例夹置于侧胸。

（七）推治疗车

基本体态：无论推治疗车、平车或轮椅，护士推车时均应双手扶车把，身体正直，用力适度，动作协调。

（八）传递物品

2人为一组（在此处用护士甲和护士乙来表示）。

1. 护士甲持病历夹行至护士乙面前站定，护士甲双手递交病历夹，文件以正面示对方，护士乙接物时也需双手接取，并点头示意。

2. 护士甲向护士乙递交签字笔，尖锐一侧朝向自己，双手奉上，在递交过程中应面带微笑，并配合礼貌用语。

实训二

【实训目的】 能严格按护理礼仪规范站、坐、行、蹲、端治疗盘、持病历夹、推治疗车。

【实训时间】 2学时，80分钟。

【实训方法】 每3～5人一组，每组5分钟内完成七项礼仪规范（可以自编情景剧、配音乐、配旁白），教师按统一评分标准考核。

护士形体考核标准

项目		要求	应得分	实得分
体态语言	站立	头微抬，目光平和、自信	5	
		肩水平，上身挺直收腹	5	
		双手基本、叠放、交握、分放式	5	
		双足“V”、半“V”、“丁”字或平行	5	
	端坐	头、肩、上身同站立	2	
		右足稍向后，单手或双手展平工作服	2	
		臀坐于椅子的 2/3 或 1/2 处	2	
		双手叠握式、分放式或相握式于腹前	2	
		双脚轻轻靠拢平行或前伸式、后点式、侧点式	2	
	行走	头、肩、上身同站立	5	
		双手前后自然摆动约 30°	2	
		两腿略靠拢，沿一直线两侧小步行	3	
	端治疗盘	头、肩、上身、两腿同行走	5	
		双手持盘 1/3 或 1/2 处	3	
		肘关节成 90°，双臂内收	3	
		治疗盘距胸骨前方约 5cm	4	
	持病历夹	头、肩、上身、两腿同行走	3	
		左手持病历夹前 1/3 或 1/2 处	4	
		右手轻托病历夹右下角	4	
		行走时病历前缘略上翘，右手自然摆动	4	
	蹲姿拾物	两肩、上身、两腿同站立	3	
		右腿后退半步下蹲	4	
		双腿一高一低，拾物	4	
		直立，右腿迈步行走	4	
	推治疗车	护士位于车后，距车 30cm，双手扶把，手臂自然弯曲	5	
		双臂均匀用力，重心集中于前臂	5	
		行进、停放无噪声	5	
总分				

案例回顾

本章的教学案例中出现两名护士，职业形象与工作态度截然不同，经过学习，相信同学们对自己未来的职业形象都有了清晰的答案。

仪容仪态是人与人交往中直接而敏感的“第一印象”，美好的外在形象总是让人心旷神怡，青睐有加。在护患关系日益紧张的当下，医疗纠纷频频发生，护士的形象与态度是和谐护患关系的基础。父母的遗传基因虽无法改变，但通过自身不断的美化、靠自身的追求奋斗为自己增加高贵的气质却并非是无法实现的。当一个人随着岁月的推移日趋成熟，学识、智慧、才能、品格不断完善，这些会成为我们人生中宝贵的精神财富，并最终转化为仪容仪态等外在形象呈现出来。

第七章
临床护理工作礼仪

章前引言

随着医学模式的转变，护理作为一门独立的学科正在快速发展，护理学科的理论体系和内涵也在不断地丰富和完善，以人为本的服务理念越来越被广大护理工作者所认同并实践。护士工作礼仪是护理人员在不同工作场景进行医疗护理工作和健康服务过程中所应遵循的行为标准，是护士基本礼仪在职业活动中的实践。护士工作礼仪不仅可以体现护理人员的自身素质、修养、气质等精神风貌，还可以体现其内在的专业素养及职业道德品质。良好的护士工作礼仪不仅有助于提高护理服务质量，提升患者对医院的满意程度，维护医患关系融洽发展，还会影响患者对就诊医院的选择，间接影响医院的社会效益和经济效益。

学习目标

1.识记护理工作礼仪的基本要求。

2.识记护理操作中的礼仪规范。

3.理解良好的护理工作礼仪在临床护理工作中的重要性。

4.学会将护理工作礼仪规范运用于医院不同的工作场景中。

思政目标

培养良好的临床护理工作礼仪规范，养成认真的工作态度，树立严谨的工作作风。

案例导入

中午时分，心内科病房第11号床家属慌张地跑到护士站，急促地说道："护士，快去看看我爸爸，他喊胸口疼，气透不过来。"此时正在护士站洗手准备吃饭的护士小杨回过头来，不紧不慢地对家属说："好的，知道了。我现在是下班时间，中午值班的护士在病房里打针呢。你先回病房，一会儿我会转告当班护士的。让她忙完就去看你父亲。"

思考题

1. 护士小杨的做法合适吗？如你觉得不妥当，请指出不足之处。

2. 如果你是小杨，你会怎么做呢？

第一节　护士工作礼仪概述

护士工作礼仪是指护理人员在自己的工作岗位上向护理对象提供服务时的标准工作规范。与其他礼仪相比，护士工作礼仪具有更强的规范性和操作性。

一、护士工作礼仪的基本要求

（一）建立良好的护患关系

护患关系是护理人员与服务对象在医疗过程中形成的一种职业性、专业性、帮助性的人际关系。

1.维护患者利益，树立服务理念　在医疗护理实践中，一切从患者的利益出发，是护理工作的基本原则，也是护理人员应具备的职业道德。在护患沟通中，应坚持以患者为中心，了解和熟悉患者情况，制订切实可行的护理计划。如在为患者提供治疗时，应尽量紧凑的安排操作项目，以免影响患者休息；对长期输液的患者，要尽量选用留置针输注补液，避免每天的注射给患者带来的不适感。此外，在经济上也应考虑患者的支付能力，尽量做到既治好病，又不增加患者的经济负担。

2.尊重患者人格，保护患者隐私　在医疗过程中，通常医务人员处于主导地位，而患者处于被动位置。随着医学模式的转变，患者不仅需要高超的医术，还希望在诊疗过程中得到医务人员的理解、关心和尊重，其中就包括尊重患者的人格和权利。尊重患者人格即尊重患者的个性心理和作为社会成员应有的尊严。护理人员在与患者进行交往时，不论其职务高低、年龄大小、病情轻重、容貌美丑、关系亲疏、经济地位等都应一视同仁，平等待人。如对性病、传染病、精神病等患者，不能有任何歧视、训斥、侮辱等表示。尊重患者权利即尊重法律赋予患者的所有权利，包括维持生命、享受医疗的权力，知情同意权，个人隐私权等。“人有三不背，一不背父母，二不背师长，三不背医生。”患者为了医治疾病，将内心不能向别人公开的秘密或隐私告诉医务人员，期望得到理解和帮助。因此，护理人员在工作中必须信守对患者的承诺，对患者的疾病史、诊断结果、治疗经过等都不应随意泄露。在收集健康资料时，应选择适宜的沟通地点，注意保护患者的隐私，不应打探与其治疗、护理无关的私人信息。在非治疗区域如走廊、电梯、食堂等不要议论患者的病情及家属的情况。即使是特殊的病例，也应在医护办公室讨论。严格保守患者的秘密，尊重患者的个人权利，是每一位护理人员都应该做到的。在给患者进行体检或护理时，尤其是涉及身体隐私部位的操作时，无论患者神志清楚与否，都必须用屏风隔挡，并嘱其他无关人员回避。

3.待人诚实守信，做事雷厉风行　真诚是人与人相处的基本态度，是一个人外在行为与内在道德的统一。护理人员在与患者交往的过程中，务必做到言行一致，表里如一。答应患者的事情就要尽量去做，如果由于特殊原因确实无法完成时应诚恳道歉，向患者说明理由，取得谅解。只有这样，才能取得患者的真正信赖，建立良好和谐的护患关系。护理工作服务的对象是人，其工作的效率关乎人的生命安危，任何的怠慢迟疑、犹豫不决都可能会贻误抢救的时机，甚至危及患者的安全。因此，护士要具备镇静果断、机智敏捷、雷厉风行的工作作风。

（二）建立良好的医护关系

医疗和护理服务是医院工作中两个相对独立又密不可分的系统，虽然工作侧重点不同，但服务的对象都是患者。协调的医护关系不仅直接影响患者的医疗护理质量，同时也会间接影响医务人员的工作效率和精神风貌。

1.密切合作，各司其职　随着医学模式的转变，医护关系模式由主导－从属型模式转变为交流－协作－互补型模式。医护人员在工作上是合作伙伴，只有分工不同，没有高低之分，既相互独立又相互补充、协作。在工作中，医生主要的职责是做出正确的诊断和制订合适的治疗方案，护士的责任是向患者解释医嘱的内容，准确地执行医嘱，做好患者的躯体和心理护理，取得患者的理解和合作。医护双方都要充分认识对方的作用，承认对方的独立性和重要性，支持对方工作，真诚合作，共同为医疗质量和安全负责。

2.相互尊重，相互信任　医护之间的良好关系应建立在相互尊重和信任的基础之上，只有这样才能共同创建和谐的工作环境，保持最佳的健康服务效率。在工作中，护理人员要尊重医生，主动协助医生开展工作；医生也要尊重护理人员，理解护理人员工作的辛劳，重视护理人员提供的患者信息。医生对护理工作的理解和支持不仅可以提高护理人员的自信，也可以增加患者对护士的信任感。

（三）建立良好的护际关系

护际关系即护士与护士之间的相互关系，它是护士人际关系中的一种基本关系。良好的护际关系不仅有利于护士自身的身心健康，更有利于促进护士之间的团队协助，为患者提供优质的身心整体护理。

1.互学互尊、团结协作　由于护理人员的知识水平、个性特征、工作经历及职业素质等各不相同，在护际交往中难免存在意见分歧或矛盾。如何处理好护际关系，避免或减少护际冲突，同行之间的互相尊重是十分重要的，应尊重他人意见，尊重他人的人格。高年资的护士要为人师表，善于学习，关爱低年资的护士，在护理实践中帮助年轻护士树立积极的工作态度，掌握正确的工作方法；年轻的护士要尊重高年资的护士，虚心请教，从而形成互相学习、取长补短、彼此尊重的和谐的人际关系。

2.互助互勉、奋发进取　护理团队要培养整体向上的学习风气，以团队的氛围感染每一位护士，使其积极学习新知识，努力钻研新业务，从而提升护理队伍的整体素质。每一位护士应正确认识自己的优势和不足，对自己的长处和优势不骄傲，善于发现他人之长，补己短处；对于别人高于自己的能力，也不自卑，要学会谦卑请教，主动学习。当同事取得成绩时，要真诚地表示祝福，不能有嫉妒和报复的行为；发现同事在工作中出现失误时，应当寻找根源、防微杜渐，帮助同事一起积极弥补错误。护士间要以诚相待，互相理解、支持、配合，一切从患者的利益出发，共同完成护理工作。

二、护理操作中的礼仪规范

护理操作是护士为患者实施治疗与护理、帮助其恢复健康的重要手段，是护理工作中的主要内容，同时也是护士与患者建立护患关系的主要途径和最佳时机。因此，护士在严格按操作规程进行护理操作的同时，还要具备良好的工作礼仪，这不仅有助于建立良好的护患关系，取得患者积极的配合，使护理工作顺利进行，还能够促进患者的康复以及提高护理服务的质量。护理操作的流程分为操作前、操作中和操作后三个阶段。

（一）操作前的礼仪

1.全面评估，准备充分　在实施护理操作前，护士除了应充分理解操作目的、掌握操作方法、操作注意事项以及应急事件发生时的处理原则和方法外，还需了解患者的病情、配合程度、肢体活动度等信息。

2.仪表端庄，举止得体　衣帽整齐、清洁无污迹；行走时轻快敏捷，推治疗车（或端治疗盘）时动作稳重；进入病房前先轻声敲门，再推门进入，并随手轻轻将门带上；进入病房后应先向患者微笑示意，亲切地与患者打招呼，然后再开始操作前的各项准备工作。

3.言谈礼貌，解释清晰　护理操作前，护士应详细、清楚地向患者解释本次操作的目的、方法和意义，告知患者在操作中可能出现的感受以及需要患者给予的配合等。认真核对患者的姓名、住院号、药物名称、浓度、剂量、给药方法及时间等，以确保患者准确、安全地接受各项治疗。护士在核对、解释时表情应自然大方，语音清晰柔和，语调语速适中，如与老年患者沟通时，要耐心，注意倾听，回答询问语速要慢，声音要大，可以辅以适度的表情。多选用敬语、谦语，以商量的口吻与患者交谈。对可能暴露患者隐私的操作项目进行解释时，应在患者耳边低声交流，使其感到被尊重。

（二）操作中的礼仪

1.态度和蔼，真诚关怀　护士在操作时应神情专注，态度亲切，通过合适的肢体和非肢体语言来表达对患者的关爱。操作中应注意保护患者隐私，在病房进行操作时，应劝退周围的非相关人员，并用围帘遮挡患者。密切观察患者的反应，用安慰性语言转移患者的注意力，以缓解患者对护理操作的紧张和疑虑，取得患者最大限度地理解和配合。

2.熟练操作，耐心指导　熟练的操作技术能有效地减轻患者在接受护理操作时的紧张和不适，增加患者对护士的信任感。护士在进行护理操作时，要严格遵守操作规程，技术娴熟，动作稳重。拿取物品时要轻拿轻放，协助患者摆放体位时动作要轻柔。在操作中，主动倾听和询问患者的感受，耐心指导患者配合操作，对患者正确的表现及时地给予鼓励，从而提升患者的自信心，降低护士操作的难度，提高护理工作的质量和效率。操作中若出现失误，应诚恳地向患者道歉，取得患者的谅解。

（三）操作后的礼仪

1.真诚安慰，亲切嘱咐　操作结束后，护士应了解患者治疗后的感觉，根据患者目前的病情和接受的治疗给予患者亲切的嘱咐，详细地交代相关注意事项。

2.尊重患者，诚恳致谢　护理操作会给患者带来不同程度的不适感，如持续时间过长还会让患者产生焦虑、疲劳感等。因此，操作结束后护理人员应向患者表达真诚的谢意，感谢患者对护理工作的理解和配合，如在操作中给患者造成了疼痛等不适，护士应表示歉意并及时了解原因，给予心理安慰。

第二节 门诊、急诊护理中的礼仪与沟通

门诊、急诊是患者就医的主要场所，是医院面向社会的窗口。患者和家属对医院的第一印象和信任度往往是通过门诊、急诊工作人员的技术水平和服务质量最先建立起来的，特别是护理人员。因此，门诊、急诊护理人员必须不断提高自身礼仪素养，树立良好的职业形象，为患者营造一个秩序有序安全、流程畅通便捷、诊室舒适温馨、工作人员亲和友爱的就医环境。

一、门诊护士的工作礼仪

（一）门诊接诊礼仪

1.仪表端庄，服装整洁　护士的着装应清洁、得体、大方。工作服清洁平整，袖边、领边不露在护士服外；胸牌佩戴端正，照片清晰；可淡妆上岗，发饰素雅；不佩戴外露首饰；护士鞋舒适干净，袜子为白色或裸色，整体形象端庄大方，给患者留下良好的第一印象。

2.举止得体，精神饱满　护士的举止是一种无声的语言，其站、坐、行的姿态，操作的动作等都是护患之间非语言沟通的重要内容。门诊护士接诊时应做到站姿亭亭玉立，坐姿稳重端正，行姿轻盈机敏，身体的各种体态语言表露恰当，给患者以真诚相助的感觉。

3.热情接待，耐心解答　门诊护士对每一位来就诊的患者都应主动问候其急需，耐心倾听其诉求，交流时应目光接触，面带微笑，态度和蔼，语调柔和，多应用安慰性语言，同时尊重患者的隐私，如生理缺陷、精神疾病、癌症等要保密，患者不愿陈述的内容不要追问。针对不同的对象使用得体的称呼，对长者应用尊称，年龄和自己相仿的可称呼姓名；多使用礼貌性用语，如“请、您好、谢谢”，使患者感到被尊重和安慰。

4.优化环境，维持秩序　门诊环境会影响患者对医院的印象。创造一个环境优美、安静整洁、秩序良好的门诊环境可让患者身心放松，病痛减轻，尤其是就医秩序，它是门诊环境的重要组成部分。门诊护士开诊前应做好各项准备工作，维持诊室的清洁、安静。与患者沟通时要使用敬语，不能用命令式的口气，如需要患者等待，可礼貌地告知：“您的就诊号是5号，前面还有两位患者，您先在候诊区稍事休息，待会儿显示屏会提示您的名字，我也会来提醒您的。”以营造和谐友善、互助有序的就诊环境。

5.健康教育，因人而异　门诊护士可抓住患者候诊时间，通过电视、健康指导手册、宣传板报、集体讲授或个体咨询等不同形式的宣教手段，向患者开展健康教育，普及防病治病的基本知识，提高人群的健康保健意识。

（二）门诊分（导）诊礼仪

1.主动介绍，热情接待　护士要根据患者的实际年龄对其进行合适的称呼，礼貌、主动地向患者做自我介绍并给予适当的帮助。根据患者需求可向其介绍医院的环境、设施，与其健康

状况相关的科室、主要检查项目、检查步骤以及医院开展的新业务、新技术等，以获得和增加患者的信任感和安全感。对一些特殊患者，如高龄患者、残障患者等，护士应该主动地给予关爱，酌情提供便捷的就医流程，但同时也要注意向待诊的其他患者做好解释，征得其他患者的同意和理解。如：“候诊的同志们，这位患者80多岁，一个人过来看病，大家能让他先看一下吗？谢谢大家！”

2.指引方向，提供方便　门诊患者从挂号到就诊、做各项辅助检查、缴费取药等要经过多个环节和不同的场所，护士应对有需求的患者详细地介绍就诊流程。当患者问路时，导诊护士应为其明确指引行走路线和方位，并要等对方明白方可返回工作岗位。为患者引路时，应做到身体稍微转向患者，侧步行走，以示对患者的尊重。若患者病情较重或行走不便时，护士要主动用轮椅或平车协助护送。

3.主动协调，耐心解释　遇到情绪激动的患者，护士应先平复其情绪，主动去发现问题并解决，使纠纷化解在萌芽状态。对由于医护人员行为不当引起的投诉，不能置之不理，应耐心倾听并记录其所反映的情况，并表示真诚地道歉，做好解释工作，需要时应及时向上级部门汇报，请求协助解决。如遇挂号人满或医生停诊时，应主动为患者解决问题，尽量给出患者几种选择方案。

4.组织就诊，灵活机动　护士除按先后次序组织就诊外，还需密切观察每一位就诊者的病情，包括神态、面部表情等，如发现病情较重或出现病情变化的患者，护士应安排其提前就诊或配合医生及时救治。

二、急诊护士的工作礼仪

急诊科是医院为患者服务的最前线，是挽救生命的重要场所。急诊工作没有规律性，患者就诊时间、人数、疾病危重程度等都难以把控，随机性大，可控性小。急诊的患者和家属因发病突然、毫无心理准备会表现出惊慌、恐惧、焦虑、依赖、听天由命等心理特征，他们急切地想见到医生，希望给自己诊治的医生年资高有经验，希望得到医护人员特别的关心和重视。因此，面对如此复杂的工作特点，急诊护理人员不仅须具备良好的身体素质、健康的心理素质和精湛熟练的护理技术，还需要掌握良好的工作礼仪以取得患者信任，建立良好医患关系，树立患者和家属的信心。

（一）急诊接待礼仪

急诊护士作为最先与急诊患者及家属接触的人，他们的工作不仅直接关系到患者的生命安危，而且其言行举止也会对患者的思想情绪产生很大影响。因此，接诊护士应沉着冷静、快速有序地处理紧急繁杂的工作，以适时适当的语言安慰患者，从而减轻患者焦虑紧张的情绪，取得患者的信任，使患者身心处于最佳状态。

1.稳定情绪，陈述利害　随着急救护理学科的形成和发展，人们越来越认识到急诊患者不仅生命面临着威胁，身体遭受伤残的危险，而且心理也处于高度应激状态，常表现出极度紧张、惊恐不安、濒死感以及强烈的求生欲等心理应激现象。针对这些情况，护理人员一方面应全力配合医生在紧张环境中有条不紊地开展救治工作，另一方面应体察患者和家属的心理需求，以礼貌、谦虚务实的工作态度，从正面疏导、稳定患者及家属的情绪，以更加细腻的体恤和关爱、更加精准的操作和照护，从信念上给予患者强有力的支持和鼓励，从而保证各项护理工作的良性运转，为挽救患者的生命尽到责任。

2.抓住时机，果断处理　接诊急症患者时，护士应根据自己的临床经验快速地对患者进行评估判断，准确地进行预检分诊，果断做出决策处理，对危重症患者应尽快铺设绿色通道，在第一时间采取各项急救措施，全力以赴救治患者。在整个救治过程充分展示急诊护士在救治和处理急诊患者问题时的针对性、及时性和慎重性，有助于增强患者及家属对护理人员的信任。

3.急不失礼，忙中守节　尽管对急诊患者的接待与救治紧张急切，但不能因紧急而不顾礼节，应把握工作礼仪的原则，注意沟通的语音语调要适中，讲话措辞要适当，避免引起冲突和纠纷。对于神志不清的患者或“三无”患者，要有“慎独”精神，细心周到，一视同仁。对于服毒、自杀、打架斗殴等患者，不要鄙视和责怪，问诊时要注意尺度，不要触及对方的敏感问题，应将治病救人放在首位，待患者病情稳定后给予适当的抚慰。

（二）急诊救护礼仪

1.急而不慌，忙中有序　急诊救护以抢救生命、争取时间为第一要务。在抢救的过程中，要求急诊护士充分发挥较强的应变能力，以适应急诊患者发病急骤、发展迅猛的抢救实际，在判断准确、果断地展开急救的基础上，始终做到镇定从容、沉着施治、稳中求快、忙而不乱。在急救执行口头医嘱时，要做到“三清一复核”。“三清”即听清、问清、看清；“一复核”即与医生核对药品的名称、剂量、浓度、使用方法和时间，忌出现用药差错。抢救结束后应请医生立即补开医嘱，并及时完善急救护理记录单。

2.团结协作，文明礼貌　急诊患者病情复杂，疾病谱广，几乎涉及临床各科，常需要多科人员协作诊疗。因此，急诊护士不仅需从生理、心理、社会文化等多方面对服务对象进行整体护理，还需具备一定的组织能力，协调相关多科的医护人员互相理解，互相尊重，真诚合作，共同高效地完成急救工作。

第三节　出入院护理礼仪与沟通

患者到医院就医，客观上就存在一种被动、祈求的卑微心理，加上病痛缠身，住院时与家人分离，面对陌生的医院环境，难免产生孤独感和恐惧感。这时，如果护士掌握患者出入院的基本工作礼仪，礼貌、亲切、耐心地为患者进行相关知识的介绍，能够让患者感觉到医院的温暖和护理人员的关心，缓解其紧张焦虑的心情，对疾病的治疗和康复也会起到促进作用。

一、患者入院时的护理礼仪

（一）做好入院指导

由于患者对医院的环境、制度等都比较陌生，同时又遭受疾病对身体和心灵的打击，难免会表现出焦躁不安、情绪激动、忧虑多疑等心理行为，护理人员要充分理解患者，宽容尊重患者，切忌出现冷落甚至伤害患者的言行。患者办理住院时，护理人员应耐心地指导患者和家属持住院证办理入院手续，如缴纳入院押金、填写入院登记表等。

（二）护送患者进入病区

在护送患者进入病区时，护理人员要热情、礼貌地接待患者和家属，主动与其交流沟通，了解患者目前的主要需求，尽可能帮助患者解决实际困难。对于不能行走或病情危重的患者，护士应使用轮椅或平车护送患者进入病区，运送时密切观察患者的病情变化，给予合适的体位调整，保持输液、吸氧、引流等各种管道通畅，保证各项治疗和护理措施的持续性。在整个护送过程中动作要娴熟、稳重。送入病区后要详细地与病区护理人员交接患者目前的病情、主要治疗措施、各类引流导管情况等，做到服务有始有终，环环相扣。

二、患者出院时的护理礼仪

患者经过治疗和护理，病情趋于稳定或痊愈，即将可以出院。此时大多数患者心中充满喜悦和对未来生活的憧憬。因此，护士要给予患者真诚的祝贺，并帮助办理相关的出院事务。

（一）表示良好的祝愿

当护士得知患者即将出院时，应及时通知患者，真诚地对患者的康复表示祝贺：“×奶奶，祝贺您身体康复。您现在的状态比来院时好很多了，真为您高兴！”并感谢患者在住院期间对医护工作的理解、支持和配合，同时表达对患者一如既往的关怀之情，并表示随时都会为患者提供力所能及的帮助等。

（二）细心指导并征询意见

护理人员要主动帮助患者办理出院手续，耐心、细致地向患者讲解出院后的康复计划，指导患者回家后如何服药、调整饮食、安排作息以及复查时间等，对一些较为复杂的自护操作如胰岛素注射等，护士应做好反复示教，直到患者完全掌握。诚恳地听取患者和家属的意见和建议，谦虚地对自己工作的不足、对患者关照不周的地方表示歉意，主动留下本科室的电话号码，便于出院后了解患者康复的情况，帮助患者及家属提高自护能力。

（三）送别时的礼节

当患者办理好出院手续，责任护士应协助患者整理物品，了解患者有无需要帮助的事情，如联系交通工具、确定离开病区的时间等。准备离开病区时，应再次向患者致以良好的祝愿，并将患者送到门口或电梯口，待患者走出视线外或电梯门关闭后再返回。送别时不可说“欢迎下次再来”等忌语。

第四节 病房护理中的礼仪与沟通

病房是患者接受医治、护理及休养的场所。患者住院期间接触最多的人就是护士，护理人员的言行举止会直接影响患者的情绪和心理活动。对于大部分患者来说都是第一次住院，面对陌生的环境，特殊的区域布局，冰冷的医疗设备，繁多的治疗护理，难免产生紧张、不安和焦虑的情绪。护士要针对不同患者的生理和心理特点，在护理工作中做好服务工作，让患者感觉被尊重和重视，缓解其心理上的不安，增加患者战胜疾病的信心，使患者能够积极配合治疗康复。

一、新入院患者的接待礼仪

（一）迎接礼仪

当新入院患者来到病区时，护士应放下手中的工作，起身面对患者微笑相迎，一边亲切问候，一边安排患者就座，并做自我介绍："您好，我是护士×××，今天由我来负责接待您，请您先把病历和住院证明给我。"双手接过病历以表示对患者的尊重。其他护理人员如在场也应面向患者，点头微笑，表示致意。办完相关住院手续后，接待护士引领患者进入病房。对于急症或行动不方便的患者，应先尽快将患者安排在病床上休息，之后再对其进行介绍。

（二）介绍礼仪

陪同患者至床旁，"这是您的床位，您的责任护士是×××，主治医生是×××，您先休息一下，他们稍后就会来看您，为您进行检查和介绍入院后的有关事项，请稍等。"责任护士接到通知后，应即刻带着必备的用物（如血压计、体温计等）来到病床前，与患者打招呼："您好，我是您的责任护士，我叫×××，您叫我小×就行了，有什么需求可随时找我，我会尽可能帮您解决问题的。"同时为患者进行各项入院评估并做好记录。护士应向患者介绍病区环境，如病房设施、洗浴时间、呼叫器的使用方法等；介绍住院的相关制度如作息制度、陪护制度等。介绍时要耐心细致，语速不宜过快，一次内容不宜过多，注意语气和措辞，尽可能多用"请""谢谢"等礼貌用语，避免使用"必须……""不能……"等命令式的祈使句。应根据患者的年龄、职业、职务等特征称呼患者，使患者有被尊重的感觉，尽快地消除陌生感和紧张、恐惧的心理，逐渐适应患者角色，积极配合治疗，早日恢复健康。

二、住院中的护理礼仪

（一）仪态端庄，举止得体

护士在工作中应塑造温文尔雅、彬彬有礼的护士形象，做到行为举止得体、自然、有礼、有节。与患者交谈时应注视对方，面部表情自然，说话语气柔和；站姿、坐姿、行姿应规范，动作幅度不可过大，切忌手舞足蹈、指手画脚；推治疗车应平稳无响声，取放物品、开关门应轻稳。在与异性患者接触时应把握尺度，注意交际距离，留有分寸，使人感到舒服自然。

（二）关怀尊重，相互信任

患者进入一个新的环境，心理敏感且脆弱，非常希望得到医护人员的接纳、重视和尊重。护理人员要多换位思考，从患者的角度体恤他们的病痛，设身处地为患者着想，遇到指责或不理解、不配合的行为，要正确处理，不可与患者发生冲突。在与患者沟通时，护理人员要多使用通俗性、礼貌性、安慰性、鼓励性话语，避免简单生硬、粗鲁不文明的语言。同时主动给患者提供生活上的帮助，让患者感到温暖，进而对护理人员产生亲近、信任和感激之情，有效地缩短护士与患者之间的距离，融洽护患关系。

（三）知识丰富，技术娴熟

扎实的理论基础与熟练的操作技能是护士顺利完成护理工作和满足患者需要的关键，同时也是消除患者顾虑，使患者获得安全感的重要因素。作为一名合格的护士，必须严谨求实，尊重科学，刻苦钻研业务，精益求精；严格执行操作规程，学习新知识、新技术，不断提高护理业务水平。特别是在患者病情紧急的情况下，更要镇静稳重，凭借自己丰富的经验和娴熟的护理技术，给予及时、准确的判断和处理，为患者赢得治疗时间，体现护理人员工作礼仪的基本素质。

（四）把握原则，满足需要

护士应在遵守规章制度，不违反医疗护理原则的基础上，尽量满足患者的合理需求。如遇非探视时间来访、探视者过多、探视时间过长，护士应耐心地给予说服，向探视者解释患者目前休息的重要性。强调照顾患者是护士的职责，请探视者务必放心，并谢谢他们的合作。有些患者住院期间提出希望有家人陪护在身边，作为责任护士应先评估患者病情、生活自理能力等情况，确实需要家属陪床的给予陪护证明，如仅仅是因为害怕或孤单等要求家属陪护的，则应向患者做好解释工作，取得患者的理解，同时要加强巡视，主动关心患者，倾听患者的需求，减轻他们的焦虑和顾虑。

第五节　社区护理礼仪

社区护理是社区卫生服务的重要组成部分。它是将公共卫生学和护理学相结合，用以促进和维护社区人群健康的一门综合学科。社区护理以人的健康为中心，以家庭为单位，以社区为范围，以社区护理需求为导向，以老年人、妇女、儿童、慢性病患者、低收入居民、残疾人为服务重点，开展预防、医疗、保健、康复、健康教育与计划生育等基本卫生服务。由此可见，社区护理与医院护理在服务的对象和职责、服务的内容和范畴以及服务的表达形式上都有所差别，因此社区护士的工作礼仪与一般护理工作礼仪既存有共性，也存在不同，呈现多样化的特点。

一、精深广博的专业能力

社区护士的服务对象广泛，涉及各个年龄段；工作范畴除对个体患者照顾外，还为家庭、社会群体提供全方位的整体护理，包括临床护理、生理与心理护理、健康教育、医护监督管理等。在健康问题上，社区人群之间存在着很大的差异，影响因素也多种多样，社区护士在工作中经常要面对各种疾病、各种症状及疾病的各个周期。因此，社区护士需要对各类疾病和医疗技术，以及家庭和社区内、外各种资源的情况都有所熟悉，才能为患者提供诊疗、预防保健、康复、心理咨询与辅导、追踪随访、家庭医疗与护理等的全方位、全过程服务。

二、严格自律的工作作风

我国人口数量多、居住辖区广，社区护士的护理服务对象众多、护理场所分散，大多数情况下都是独立工作。这对社区护理工作提出了更高、更严的要求。社区护士在社区活动中所体现的服务内容、职业行为和专业形象，不仅代表个人素质，还代表整个社区卫生服务的整体形象、社区效益和护理人员素质等。因此，社区护士不仅要懂礼仪、讲礼仪，还必须具备慎独精神，严守护理规范，树立社区护士职业礼仪形象，为保障居民、促进健康、预防疾病、维持健康、减轻痛苦、打造和谐社区尽职尽责。

三、平等公正的服务理念

平等的原则是礼仪的核心。社区医护人员对复杂的社区情况和人员组成要做到心中有数，对服务对象一视同仁，公平对待，不分年龄、职业、经济地位、容貌，充分尊重每一位居民的人格，尤其是老年人、精神病患者、贫困的弱势群体等更需要悉心照料，需要耐心和反复指导。

四、体贴细致的人文关怀

与医院的工作节奏不同，社区医护人员能有更多的时间与空间与服务对象进行详细的沟通、交流和解答，对服务对象展现良好的礼仪，施以更多的关爱。社区护士在健康管理中，应以居民为中心，以居民的康复和需要为根本。无论是执行临床医嘱，还是对个人及家庭进行心理辅导、健康教育、康复护理等，都要耐心细致，不厌其烦地聆听，反复多次地交谈、指导，细心的观察、操作等。应与居民建立良好的信赖关系，解除彼此的陌生感。交往中要注意尊重对方的意愿和隐私，不要刻意打听家中的事情，不要参与家庭矛盾。在提供护理服务时，要提前预约，遵从每个家庭的习惯和规矩，穿着整洁的工作服，进行无菌操作时戴口罩，做好职业防护；要有同情心，通过温暖的话语、细致入微的轻稳操作与家庭成员达成相互信任，使医患关系、医群关系更为和谐、密切，有利于提高诊疗和疾病防控、康复的服务质量，促进广大人民群众的健康。

课内实训

【实训案例】某医院消化科病区，护士推着治疗车来到病房，冲着患者喊道："哎，1床患者快点睡到床上，马上要给你打吊针了。""我今天还要吊针吗？医生不是说让我今天开始自己吃东西，不用吊针了吗？"护士满脸不屑的哼道："那你自己去问医生，我没有接到通知。"

【实训内容】护士应遵行护理工作礼仪的基本要求，具体落实护理操作中的礼仪规范。

【实训目的】掌握护理操作礼仪的基本要求；学会将护理工作礼仪规范运用于医院不同的工作场景中。

【实训方法】

1. 情景模拟　请一位同学扮演护士，另一名学生扮演患者。扮演护士的学生应塑造温文尔雅、彬彬有礼的护士形象。在与患者沟通时，要多使用礼貌性、安慰性、鼓励性话语，避免简单生硬、粗鲁不文明的语言。耐心为患者答疑解惑，让患者感到温暖，进而对护理人员产生亲近和信任感。

2. 小组讨论　将班级分成若干个小组，学生相互谈感想和体会，并给出正确的工作礼仪规范。

3. 教师指导　根据学生的情景演示情况、讨论结果和感受，针对具体环节进行总结性指导，如实施操作前的解释沟通等。

案例回顾

通过本章节的学习，同学们应该理解作为一名合格的护理人员不仅需要掌握丰富的知识、娴熟的技术，更需要具备高度的责任心、同理心及职业道德品质；想患者所想，急患者所需，一切以患者为中心，增强服务意识，改善服务质量。

第八章
护士职业形象

章前引言

护士职业形象是护士在护理专业活动中所体现出来的仪表、言行、内在素养和专业能力等综合形象，是内在美和外在美的结合。

护士被称为“白衣天使”，这不仅是社会对护士的赞颂，也是人们在患病需要帮助时对护士的期望。美好的护士形象可以使护理对象产生愉悦的心情，获得良好生理、心理效应，而且能达到治疗和康复的最佳效果。随着医学模式和人们健康观念的转变，护理专业涵盖范围不断扩大，护士职业形象的内涵也不断扩展，具有丰富的时代特色。

学习目标

1.掌握护士职业形象的内涵。

2.掌握护士职业形象塑造的要点和途径。

3.在临床护理工作中积极塑造良好的护士职业形象。

思政目标

《礼记·冠义》中所说："礼义之始，在于正容体、齐颜色、顺辞令。容体正、颜色齐、辞令顺，而后礼义备。"护士应塑造良好的护士职业形象，能够用符合临床护理工作的职业形象标准做好临床护理工作，提升护理质量，促进护患关系的和谐。

案例导入

某医院急诊科，护士小张在分诊台接诊患者。这时候，一位中年男性患者紧张地走进急诊室，他面色苍白，明显感到呼吸困难。小张立即意识到这是一种紧急情况，迅速走上前帮助患者就座，并询问他的症状和病史。患者很焦虑，他告诉小张他曾患有心脏病，并经历过一次心肌梗死；他担心自己的症状可能与心脏有关。小张凭借专业的知识和职业素养冷静、沉着地应对，她亲切地安抚患者，告诉他会尽快安排医生进行评估。小张立即与急诊医生联系，将患者的症状和病史详细地告知医生，并安排人员陪同患者进行必要的检查。在等待过程中，小张亲切、温柔地与患者聊天，舒缓他的焦虑情绪。医生评估后确认患者的症状与心脏相关，需要立即进行进一步的治疗。小张立即安排了急诊医生和护士团队，向患者解释治疗计划和可能的风险，并在患者的同意下开始紧急治疗。通过小张的细心照顾和耐心沟通，患者的状况得到了快速改善。治疗结束后，患者向小张表达了他的感激和敬意。

思考题

上述案例中的护士小张，体现了护士职业形象的哪些方面？请试想一下，你希望未来的自己展现怎样的职业形象呢？

第一节 护士职业形象概述

在经济快速发展和社会观念转变的冲击下，护理工作者需全面提高自身素质来应对当前严峻的形势，护士职业形象的提升是其中非常重要的一环，不仅有利于改善护患关系，更有益于社会主义精神文明的建设，为患者提供全程、全方位的优质服务，改善患者的医疗体验。

一、护士职业形象的内涵

形象（image）是指能引起人的思想或感情活动的具体形状和姿态。职业形象是指职场中某种职业的承担者在公众面前的所有行动和表现，是职业活动中有形或可见的表现。大众可通过职业承担者的衣着打扮、言谈举止来评价他的专业态度、技术和技能等，从而形成对其的职业印象。

护士职业形象（nurse professional image）是指护士在护理专业活动中所体现出来的仪表、言行、内在素养和专业能力等综合形象，是内在美和外在美的完美结合。护士被称为“白衣天使”，这不仅是社会对护士的赞颂，也是人们在患病需要健康帮助时对护士的期望。美好的护士形象可以使护理对象产生愉悦的心情，获得良好的生理、心理效应，而且能达到治疗和康复的最佳效果。

护士职业形象随着护理学与社会的发展而不断变化和丰富。在人类社会早期，老弱病残照顾者以崇高的母亲形象得到了社会的尊重和认可，成为护理职业的雏形；在中世纪，护理人员被社会和民众视为地位低下的仆人；19世纪中叶，南丁格尔开创了科学的护理事业，标志着护理专业化的开始。在克里米亚战争中，南丁格尔以崇高的献身精神、善良的心灵、渊博的知识救护了大批伤病员，从死神的手中夺回了成百上千士兵的生命，在世人面前塑造了崭新的“白衣天使”形象。100多年来，随着医学模式和人们健康观念的转变，护理专业服务的领域不断扩大，护士的职业形象也被赋予高尚品德修养、精湛专业能力、完善知识结构和优美精神风貌等更深层次的含义，具有丰富的时代特色。

（一）外在形象

护士的外在形象往往是影响患者对护士职业形象评价的首要因素。护士职业形象的外在美是内在美的具体表现形式。外在形象大致包括仪容、仪表和礼仪三个方面，具体体现为发肤干净、衣着整洁、服装得体、精神饱满、仪表端庄、微笑服务、礼貌待人、举止得体等。

（二）内在形象

护士职业形象的内在美是人的本质，是精神层面的美。护士应具有良好的职业道德、责任心和慎独精神，对待患者要细心、耐心；并且要有丰富的专业知识，以满足患者对疾病知识的需求。护士也应当树立正确的人生观和价值观，把患者的健康看作对自己认真工作的最好回报，在工作中实现自己的人生价值。

二、塑造护士职业形象的意义

（一）塑造护士职业形象是职业道德建设的要求

医疗职业道德规范对医护人员的仪表举止有着特殊的规定，“仪表端庄、举止大方”是医疗道德规范的基本要求，医护素质内容中对此也有着严格的规定。这些基本要求都表明了医生、护士对患者的生命和健康负有重大责任，医务人员的一切行为，包括自身职业形象都要遵循医疗职业道德的准则和规范，并以此塑造自身良好的职业形象。如精神饱满、衣着整洁、举止端庄、态度和蔼、语言规范等，体现的是医生、护士的良好精神风貌和高尚道德情操，犹如一剂良药、一缕春风，让患者感到舒适和振奋，给患者以安全感和信任感，增加患者战胜疾病的信心和勇气，医生、护士得到的是尊重和信赖。相反，如果衣冠不整、浓妆艳抹、举止懒散、态度急切等，会使患者的心理产生压力和不信任感，不利于患者身心健康和疾病的恢复。

由此可见，当今医生、护士加强职业道德修养，注重自身形象建设，是对医疗职业道德规范的实践和运用，是职业道德建设的重要方面。著名护理学家罗杰斯认为：“护理是一种人文方面的艺术和科学。”因此，护士必须是科学、爱心、责任、艺术的形象结合。护士对自身形象的要求，应从职业道德建设的高度来认识，塑造良好的职业形象，是医疗职业道德建设的重要方面，良好的护士形象在一定程度上反映着护理人员整体的职业道德水准和修养层次。注重自身职业形象的建设，符合社会对护理工作者的要求，体现了对职业的责任和对患者的尊重，也有利于提升自己的职业自信。

（二）良好的护士职业形象有利于临床工作的开展

现代医学模式和护理模式的转变，已将护理的学科定位从纯医学范畴转变到自然科学、人文科学与社会科学相互结合的领域，护理工作内容和范围的拓宽，需要护士掌握多学科知识和人文艺术。护士高雅端庄的仪表、训练有素的举止，构成了护理群体良好的精神风貌，是优雅风度和良好品质的体现，更是护理工作环境的需要。患者对护士的第一印象，大多来自对护士外在形象的直观感觉，患者及其家属往往以护理人员的面部表情、体态举止、交流技巧等来评价其工作的好与坏，所以，面部表情、言谈举止等都对患者和工作有着重要影响。护士端庄的外表、大方的举止、得体的语言、恰当的情感表达，是拉近护患距离的重要客观条件，是实现护患良好沟通的桥梁，是建立良好的护患工作环境、营造和谐人际氛围的重要方面。护理工作者良好的职业形象，不但对患者的身心健康有益，亦有助于医疗护理工作的开展，更是护理工作者修养层次和自信能力的体现。总之，加强护理工作者的职业形象建设，注重良好职业形象的塑造，能体现对患者的重视和尊重，体现对护理工作的责任与奉献，是护理工作者对患者高尚情感的给予。

（三）护士职业形象是内在素质的外在表现

护理人员的外在形象，是在其思想情操支配下所表现出来的外在气质，是内心世界的自然流露，它包括容貌、姿态、举止、表情、言谈、风度等方面。医疗护理工作是维护人类健康的活动，其职业内涵就是维护人的生命，保障人的生命健康，突出“以人的健康为中心”的现代医疗护理观。医疗护理实践活动往往对患者的生理、心理影响极大，护理工作者自身素质的高低、工作质量的优劣，直接关系着患者的生命和健康，关系着千家万户的安全与幸福。护士的观念、行为、道德、形象都要遵循医疗护理职业道德规范准则，护士应不断提高综合能力，不断提升整体素质，塑造自己良好的职业形象，为患者提供高质量的护理服务。随着社会的进步、护理学科的不断发展，人们对护理服务更加关注，而现代护理服务要求的不断提高、护理服务功能的不断拓宽等，无不对护理工作者的综合素质、专业能力提出了更高要求。因此，护理工作者要加强自身综合素质的提升，不断修正自己的角色行为，掌握扎实的专业理论知识和技能，加强职业道德建设，同时也要注重自身职业形象的塑造，以更有利于患者的身心康复和多层次的需要，以及医疗护理工作的开展。

第二节　护士职业形象的塑造

一、护士的外在形象

（一）仪表美

仪表指一个人的外表，包括服饰、仪容和姿态等，是交际的基本构成要素。仪容是指一个人的外貌，包括五官的修饰和适当的发型衬托。在人际交往中，人的仪表会引起交往对象的特别关注，并将影响到对方对自己的整体评价。

1.护士的基本姿态　护士的姿态在日常工作的不同动作中显现出来，并对患者产生影响。护理工作中的姿态主要有站、坐、走及护理操作中的动作行为。

2.护士的容貌美　护士的容貌美在护理专业形象塑造中占有举足轻重的地位。护士的容貌美并非单纯指护士的自然长相，而是包括先天的相貌、外观和修饰成分的组合方式。自然美在容貌美中占有相当的比重，护士的自然美也是符合护理对象自然的审美心愿，特别是对年轻的护士而言，青春的朝气和健康的面容对护理对象来说最具美的感召力和表现力，如果太多粉饰的成分反而会破坏这种清新洒脱的自然美，非但不能展现护士应有的精神风貌，而且会使人感到媚俗或华而不实。因此，护士的工作仪容应自然、整洁、大方、健美，让美与护士的职业身份相匹配。

外貌先天的缺憾可通过修饰及提高个人文化素养、思想情操弥补。修饰美是护士容貌美的重要内容。由于护士职业的特殊性，长期的夜班，生活不规律，紧张劳累，且随着年龄的增长，面容渐渐会暗淡、憔悴或生斑。适当的淡妆能掩盖可能出现的倦容，美化人的容颜，还能改善精神面貌，显得精力充沛，也有助于提高工作效率。因此，护士工作中的职业淡妆提倡贴近自然，其主要目的是调节面色和唇色，以改善精神面貌，而不强调具体的细节，应以护理对象的需要出发，与医院环境整体色调浅淡、素雅和谐统一，以展现护士职业的整体素质与美感。而浓妆艳抹与自身的工作性质和医院的环境不协调，会让护理对象产生反感和不信任，无形之中拉开护患之间的距离。

3.护士的服饰

（1）护士着装要求：护士服饰由于医疗卫生行业的特殊性要求和职业性要求，必须符合以下基本条件：①端庄大方：护士在着装上应做到端庄实用，简约朴素，线条流畅，体现护士的活力和能力。②干净整齐：干净整齐是护士工作装的基本要求，也是护士职业特殊品质和精神面貌的显示。③搭配协调：穿着护士服时，要求大小、长短、型号适宜，腰带平整、松紧适度。同时，注意与其他服饰的统一，如护士帽、护士鞋、工作表等。在特殊医疗情景中需要选择和搭配特殊服饰如手术服、隔离服、防护服等。

日常护士服的款式常有连衣裙式和上下装式。着护士服时要求尺寸合适，衣长过膝，袖长至腕，如有腰带应熨平系好，领口、衣扣、袖扣须扣整齐，禁用胶布、别针代替衣扣。内衣的领边、袖边、裙边不宜露在工作服外面。护士裤的长度要求站立时裤脚前面能碰到鞋面，后面能垂直遮住1cm鞋帮；夏季穿裙装时应穿浅色或同色的内衣，且不可外露。不可穿工作服进食堂就餐或出入其他公共场所。

（2）护士帽的要求：现代护理实践活动中，常规护士帽有燕尾帽和圆帽两种。①燕尾帽：适用于普通工作区，如普通病房和门诊的护士。燕尾帽边缘的彩条多为蓝色，是责任和尊严的标志，具有职称和职务含义：一道彩条表示护师、护士长，两道彩条表示主管护师、科护士长，三道彩条表示护理部主任/副主任。戴燕尾帽时，要求短发前不遮眉，后不搭肩，侧不掩耳；长发梳理整齐盘于脑后，发饰素雅端庄。燕尾帽应平整无折，戴正戴稳，高低适中，距离发际4～5cm，发夹应选用与头发或帽子相同的颜色并固定于帽后。②圆帽：适用于手术室、隔离病区等，男护士一般佩戴蓝色或白色圆帽。戴圆帽时，头发应全部纳入帽内，前不露刘海，后不露发髻，帽的边缝置于脑后，边缘整齐。

（3）护士鞋袜的要求：护士鞋应为软底、低帮、坡跟或平跟，具有舒适与防滑功能；鞋的颜色要与护士服装相协调，以白色、乳白色等浅色调为主。袜子以肉色、白色等为宜，忌选用深色袜子；必须保持鞋、袜的清洁，切忌穿破损的袜子，也不宜当众整理袜子；穿工作裙服时，长袜口一定不能露在裙摆外。

（4）护士佩戴饰物的要求：护士服饰虽经历史的演变却都以庄重、适宜工作为主，也展示着护士职业应有的端庄、沉稳、严谨气质。除正常应佩戴的胸卡、秒表等物品外，不应有过多饰物。由于无菌技术等操作的要求，而且应避免增加交叉感染的机会，工作期间不宜佩戴戒指、手链、手镯及各种耳饰等，如果佩戴项链不宜外露在工作服外。护士上岗要在左胸前佩戴胸卡，胸卡是向患者表明自己身份的标志，要求正面向外，胸卡表面要保持干净。在护理实践活动中，一般需要使用护士表，护士表最好佩戴在左胸前，表上配一短链，用胸针或胸卡别好。由于表盘倒置，护士低头或用手托起时即可查看、计时，这样既卫生又便于工作。

（5）护士佩戴口罩的要求：佩戴口罩应完全遮盖口鼻，位置为鼻翼上一寸，四周无空隙。吸气时以口罩内形成负压为适宜松紧，可达到有效防护。防护传染病时必须佩戴相应口罩。口罩戴的位置、高低、松紧要适宜，否则，不但影响护士形象，且不能起到戴口罩的防护作用。比如将口罩戴到鼻孔下面，给人一种松散、随意、职业形象不正规的感觉。在非治疗性活动和隔离需要情况下，不应戴着口罩与患者或他人交谈。

（二）语言美

语言的灵活与变化是护理语言的精髓，护士对患者的称呼要得当，并且运用通俗易懂的语言，掌握好说话时的语气、表情和目光，带给患者亲切感，以便拉近护患关系，减少护患纠纷。

1.基本礼貌用语　护理人员与患者的言谈不同于一般人的说话，它是医疗卫生服务质量的一项重要指标，每一个护理人员都应当提高职业道德修养，在工作中使用文明礼貌用语，积极开展“五声”服务，做到患者入院时有“迎声”，要求患者配合诊治时有“请声”，对患者的问话有“答声”，患者不理解诊疗意图时有“解释声”，患者不满意时有“道歉声”。护理工作中的常用礼貌用语列举如下。

（1）介绍用语：“您好，我是您的责任护士，我叫××，住院期间由我负责对您的照护，有什么问题和困难都可以告诉我，我将尽力为您解决。”“您好，我向您介绍一下病房管理的大致情况。”

（2）问候用语：“您好！”“早上好！您今天气色看起来好多了。”

（3）征询用语：“您好，您感觉哪儿不舒服？”“您好，我要给您测量血压，帮您把袖子卷起来，好吗？”“请把您过去的病史告诉我好吗？”

（4）安慰用语：“请不要害怕，尽量放松，我会守候在您身边的。”“请别担心，您很快就会好起来的。”

（5）解释用语：“请您稍等一会儿，检查结果要20分钟才能出来。”“对不起，拥挤在诊室里会影响医生的工作，请大家到外面等候好吗？”“陈阿姨，您血压偏高，记得要按时服药，平时以清淡食物为主，不要吃太咸、太油腻的食物，要控制体重，适度锻炼身体啊。”“王先生，尿管已经给您上好了，您翻身时注意不要压着引流管，以防引流不畅。”

（6）应答用语：“好的，我知道了。”“您是这儿不舒服吗？我来帮您调整一下体位。”

（7）道歉用语："对不起，我们这儿条件有限，但我们会尽力为您提供最好的服务。""真是对不起！针没打好，让您受疼了。"

（8）鼓励用语："小明，阿姨知道你是一个勇敢的小战士，阿姨会轻轻给你打针的，过一会儿就好了。""您配合得真好！再治疗几次就好了。"

（9）致谢用语："谢谢您提出的宝贵意见，我们后续会跟进并做相应的调整。""谢谢您对我们工作的理解与配合！"

（10）辞别用语："祝贺您康复出院！日后还请多保重。""请您慢走，记得要定期复诊啊。"

总之，在护患交流中，护士应该多使用安慰性、解释性、鼓励性的语言，以增强患者对治疗的信心和对美好生活的向往。

2.语言交往艺术　语言美包括内容美与形式美两方面。语言内容美主要体现为伦理道德美，如和气、文雅、谦逊、礼貌、诚恳、真实等。语言形式美主要体现在语言规范美与语言表达艺术美，如准确、鲜明、生动、逻辑性强、幽默、色彩丰富、富于节奏等。

（1）语言内容美的原则与要求：应做到诚信、安全、有效、礼貌。

1）诚信：诚信是做人的基本准则，也是语言应用的基本要求。护士应实事求是，客观描述，不弄虚作假；要信守承诺，为患者保密；护士应在认真评估患者的情况后，有的放矢的与患者交谈，语言亲切，态度诚恳。

2）安全：护患交谈应以维护患者的利益为中心，以围绕减轻疾病、促进健康的话题为主，交谈中忌讳涉及患者隐私。在有关疾病与健康的话题中，诊断和治疗方面的问题要慎言，应注意选择说话的场合、时机，把握言谈的委婉程度，避免引起患者的猜疑。

3）有效：语言的作用是传言达意，护士语言还兼有治疗作用，如通过交谈获得有关患者健康状态、健康问题的信息，给患者提供相关的治疗护理知识，表达对患者的关爱，释放其不良情绪。所以，话题要有针对性，根据具体情况选择话题，避免大话、套话；语言要有科学性，使用科学严谨、有根据的语言；内容要有可操作性，落到实处，避免空话、不切实际的话。

4）礼貌：礼貌是以维护听者的自尊心为目的的。它包括态度礼貌、举止礼貌、语句礼貌。态度礼貌是指态度热情、亲切、谦和、友好，尽量表示出同情和理解。举止礼貌指正确运用态势语，杜绝不礼貌的表情举止。语句礼貌即使用恰当的称呼、礼貌谦和的语言。

（2）语言形式美的原则与要求：规范是对语言的最基本要求，言语交际的成功有赖于正确规范的话语。下面将从四个方面的规范进行阐述。

1）语音规范：护士在语言交际中应以普通话为标准语音，同时适当掌握一些当地方言，当患者听不懂普通话时，用方言能减少交谈中的障碍。交谈时口齿要清楚、发音要准确，避免含混不清。

2）词语规范：要准确地传达语义，护士与患者交谈时可以口语化、通俗化，以免患者听不懂医学术语而不安和误解。除了正确选词以外，须注意以下问题：①句子说完整，如当液体输完时不要说“某某完了”而要说“某某液体输完了”。②少用缩略语、省略句，如不要说“某某，明天要做冠造……”而要说“某某，明天要做冠状动脉造影……”。③尽量避免使用同音异义的词语，如“明天早上要禁食”，“禁”和“进”同音，很容易引起歧义。④慎用流行词汇，如网络语言“酱紫”“稀饭”等。

3）语法规范：语言要符合语法要求，错句、病句容易引起语意的逻辑偏差。表述要有系统性，层次清楚，中心明确，一段话尽量围绕一个话题展开，避免漫无边际游离主题；不应突然把话题岔开，转移话题前应有所提示。用语要尽量简洁，即在话语意义明确、结构完整的情况下，用最经济的词语充分表达护士的意图，少用长句，减少修饰，避免拖沓冗长。

4）语体规范：语体是为了适应不同语境中的不同交际需要所形成的具有一定风格特点的语言类型。语体分为口头语体和书面语体两大类。护患交流中口头语体是最常用的语体。口头语体又分为三种形式：①家常口语：通俗平易、诙谐风趣。②正式口语：即普通话，通俗活泼、严谨准确。③书面口语：基本按照书面语言进行。对受教育程度高的患者，应使用正式口头语体；对受教育程度较低的患者，应使用家常口头语体，甚至方言土语；对儿童患者，应尽量选用有趣味、动态的语言；汇报病情时则宜用典雅口语。

（3）护士语言沟通艺术：南丁格尔说：“要使千差万别的患者达到治疗和健康所需要的最佳心态，本身就是最精细的艺术。”既然是艺术就应该讲究技巧，既然是艺术就要表现技巧，护士语言表达就是重要的技巧之一。护理语言的艺术美是综合运用各种语言技巧，在不同的语境下用不同的表达方式如庄严或幽默、直言或含蓄来实现的，体现为双方情感交流的融洽与和谐。语言艺术的培养不是一朝一夕的事，需要在临床工作中、生活中不断摸索，通过日积月累而获得。

1）语言沟通的科学性及准确性：在临床上执行医嘱、与患者接触最多的是护士，提供患者生命体征变化的信息、沟通医生和患者关系的还是护士，准确而简洁的语言在繁忙的治疗中显得尤为重要。因此，从某种程度上说语言的准确度也是护理技术是否精湛的表现。护士在向护士长或医生报告工作、反映病情，或向患者交代治疗和护理意图时，尤应注意以下几点：①接待患者举止端庄，用语礼貌，树立好第一印象。“请”字当先，“谢”不离口，语言和气、体贴，表情自然大方。②语言通俗易懂，因人而异，适应不同层次的患者。如对老年人应特别尊重，说话声音大一点，多讲几遍；对比较急躁的患者说话简单易懂，直接些；小儿喜欢被表扬，多给一些鼓励；知识层次高的患者常对病情比较敏感，与他们交谈语言须得当，不可信口开河，病情描述要尽量清楚；与文化程度低的患者交流，要尽量采用易懂及开放性语言，以免因表达不当给患者及其家属造成心理负担。③掌握语言的规范性、艺术性和灵活性，但不违背医学制度，诚恳交谈。④基调温馨的原则，护士应主动营造温馨可人的沟通环境，恰当引导患者交谈，根据病情启发、开导患者，介绍保健知识，使患者及时得到疾病与康复的信息，解除患者的思想顾虑和负担，积极配合治疗。⑤与患者交谈时音调应柔和，语气生硬会令患者心情不畅，以致病情加重。交谈时用鼓励、愉快的声音，可使患者感受到亲切、温暖。护士应当根据患者年龄、文化层次、性别、家庭情况、工作环境和疾病的特征采取不同的表达方式以求恰到好处，并善用诱导、启发式语言鼓励患者，给予持续的反馈，使交流深入发展。

2）语言沟通的技巧性：我国古代就有“怒伤肝、恐伤肾、思伤脾”之说。随着心身医学的深入研究，现认为高血压、冠心病、心肌梗死、心律失常、支气管哮喘、消化性溃疡、糖尿病、月经失调等数十种疾病与人的精神心理因素有关。动物实验证明，仅心理因素即可致癌。一个人身患重病是极不幸的，若心灵上再受到创伤，则更难补偿。因此，护士在任何情况都要禁止辱骂、训斥、指责和激怒患者，以免“雪上加霜”，不利于健康。在与患者接触的过程中，护士应随时警惕自己的言行，“不治之症”“病入膏肓”“无药可救”“就医太晚”“预后不良”等恶性语言，均不得在患者面前脱口而出，要善意引导患者正确对待疾病，正确对待生活，调动内因，战胜疾病。

作为一名合格的护士，不但要学习专业知识，同时也应学习社会学、心理学及交往艺术等方面的知识，面对来自不同区域、不同职业、不同文化层次的患者采用的不同表达方式。如为知识层次高的患者介绍病情时，可以相应提高沟通语言的知识性和科学性；对工人农民这一层次的患者则要开门见山，通俗易懂；对病情重、情绪低落的患者可经常采用“您气色不错”“今天您真精神”等宽慰性用语，使他们充满信心和希望；对于自尊心较强的患者应及时对他们配合护理治疗表示感谢，以鼓励他们继续合作。

3）语言沟通的保护性：慎言守密是护理人员必须遵守的行为规范。忠诚和保密是互为统一的。患者的病情及患者的隐私应该保密。有些难以治愈的疾病如果告诉患者实情，会影响患者的情绪，有损其健康，这实际上是野蛮式的坦率。适当的、有分寸地向患者隐瞒实情，并不等于对患者不忠诚，相反是在精神、情绪上保护了患者，有利于其治疗和恢复健康。由于护士在医院里与患者接触最多，交谈也最多，稍有不慎就容易造成不良影响。曾发生过因为护理人员不注意保密，造成患者跳楼自杀的事件，应引以为戒。还曾出现有的护士向患者发泄对本职工作的不满和厌烦；有的护士与患者讨论医务人员的是是非非；有的则对患者个人隐私津津乐道，这些都是与护理规范不相符的。因此，护士在与患者交谈时应恪守制度，掌握分寸，要从患者实际出发，与医生、患者家属统一口径，认真负责、一丝不苟的工作态度才是护理质量的有力保障。

“语言是奇妙的药物”，这种药物能融洽护患关系。护士的语言修养是建立在政治素养、道德素养和科学素养的基础上的。一位护理工作者要不断学习语言、积累词汇、讲究语言艺术，以更好地做好本职工作。

3.体势语言的应用　无声语言是护士通过思维活动表现于外界的仪态和动作，是一种非词语性交际，故又称为体势语言。它借助于仪表、手势、身姿，体态和面部表情传递信息、交流思想、表达情绪、态度和关系，虽然各民族、各地区仪表体态语言不尽相同，但有些是通用的，如点头表示同意，鼓掌表示欢迎，握手表示迎送礼节，招手为“来”，摆手为“去”等。

面部表情更是千变万化，喜、怒、哀、乐皆可由面部表情充分表达。故心理学家研究认为：感情的表达量，表情占55%，声音占38%，语言占7%。护士的仪表体态具有职业的要求，虽无声却胜有声，患者对护士的一言一行都会反映出复杂的心理。仪表端庄、精神饱满等正向形象会唤起患者对护士的尊敬、亲切、爱戴和信赖，有利于患者保持完满状态。反之，浓妆艳抹、态度生硬等反向形象会使患者丧失信赖和安全感。既有损于护士的自我形象，也不利于患者康复。

（1）衣着仪容：人的衣着服饰显示出人的才智、情操，表现出人的特定的性格、气质，焕发出人有意识的生命。衣着要求应与工作生活的环境和谐统一，比例适度协调。护士的衣着应素雅、端庄。目前我国护士服装有粉红色、浅蓝色等，采用软底鞋、帽子遮住头发。如系燕尾帽头发应整洁，不长发披肩。护士的仪容应自然大方，纯洁健美，不浓妆艳抹，不奇装异服，不应戴戒指、手镯等。

（2）目光：目光接触在体势语言中最重要的是眼神。目光接触时间多少、长短，转移目光或完全缺乏目光接触能反映出患者的兴趣、关系、情绪。护理人员要着重于发现目光接触中的提示，并能予以正确解释。要善于运用目光接触、反作用于患者，使其受到鼓励、支持，以促进良好的交往，密切双方的关系。例如在给失语患者做治疗时，护士不能面色沉重，眉头紧锁，要以关切的目光注视患者，轻柔操作，患者的紧张也会随之消失。

（3）身体姿势：体态能传递有关的态度，说明他与周围人的关系，并能表示是否有继续交往的兴趣和愿望。当患者沉重地坐下，面部表情迟疑，双眉紧紧闭合时，常预示患者有某些苦衷需要宣泄，这时护士应该让沉默保持一段时间，俯下身子，以从容和关心的表情看着患者，本能的握住患者的手，增强与患者的亲密和信任感，也在无声中安慰了痛苦之中的患者，此时患者会紧紧地握住你的手，不良的情绪也就能得到很好的宣泄和升华。值得注意的是，护理人员与患者的体位应处于同一水平线上，患者卧床时，护士可以坐在床边的座椅上，以表达同情和鼓励之情。护士在与患者交谈时，应体现出对患者的同情和爱护，态度应自然大方，诚恳温和，并配以适当的动作表情，既显露出护士的关怀体贴，又不失端庄文雅。身体姿势虽然无声，却对有声的语言起着强化的作用。护士不应低估态势语言的作用，应努力掌握这种语言。

（4）手势：手势并无统一规定，其含义与前后关系、个人活动、文化等因素有关。例如患者双手交叉在胸前，握紧拳头，背向对方，通常表示否定和拒绝某一项治疗；斜眼目视、轻轻触摸鼻子，说明患者对某种治疗和检查持怀疑态度，挥手表示“去”，手心向外张开表示“停止”。

（5）触摸：在护理过程中，非语言行为中最重要的是触摸，在护理体检、检查或是护理康复训练中都可接触到。如通过握住患者的双手来减轻患者的恐惧感及不适；对于儿童可通过抚摸其额头来减轻其恐惧心理和增加亲切感；对于老年人可通过轻抚其背部或肩膀来增强其治疗的信心，减少其顾虑和不安，使其感到被关心、被体贴。

（6）倾听：积极、有效地倾听是交流技巧的核心部分。护士要使自己成为有效的倾听者，首先在倾听过程中应专心致志，集中注意力。在与患者谈话时，护士要耐心听，对患者表示真诚的兴趣，抓住主要内容，有选择地倾听，边听边思考，在短时间内将信息筛选，并加以综合组织，不要轻易打断患者的谈话；在倾听时及时做出积极、适当的反馈，使谈话更融洽深入。有意无意制止患者说话都是不礼貌的，会损伤患者的自尊心。总之，要让患者把话说出来、说完，然后护士再用宽慰的语言安抚患者，患者就会得到最大的心理满足，从而振作精神，促进疾病的康复。

（三）行为美

1.临床护理实践的美　护理人员在实施各种护理措施时，要充分体现护理人员及护理专业特有的美。

（1）护理观察的敏锐之美：敏锐，即感觉灵敏、目光尖锐，能对外界事物迅速做出反应。在护理观察中，敏锐产生美感，美感寓于敏锐之中。护理人员通过病情观察、心理状态观察，治疗技术效果观察、护理措施的实施与监护等临床观察活动，敏锐地观察患者的每一点细微变化。敏锐地观察，不仅是诊断学和护理评估的基础，也是美感必须具备的条件。只有仔细地观察，才能及时发现病情变化，才可能及时报告医生，做出诊断，提供治疗和有效的护理。这种美感体验是药物无法比拟的。

（2）护理操作的精致之美：护理是精细的艺术，护理技术的精益求精与护理的艺术性统一于护理实践中，护理技术的精美表现在严格、细致、熟练、轻柔之中。

（3）手术配合的快捷之美：手术配合中的美体现在注意力集中、动作迅速、快中有准、准中有美。

（4）危重患者护理中的爱与美：对危重患者的护理充满艰辛，也充满了深沉的爱。危重患者的护理级别高，护理措施涉及患者的生活护理、病情护理等方方面面，需要密切的监护，需要更多的关爱和呵护。护理是融技术、伦理、情感为一体的充分体现爱与美的艺术。

（5）急救护理中的有序之美：急救是护理工作中的一项重要任务，护理人员应以其镇定自若、沉着稳重、配合敏捷、技术娴熟、有条不紊的工作状态，显示出临危不乱的职业风度美和护理独特的美。

2.慎独美　护理工作是一项理论和实践相结合，集治疗、预防、伦理及道德相渗透的综合性服务工作，与患者的生命和健康息息相关。护士的职业道德水准必须以高尚为准绳，以自律为基础，因为护士通常是在无人监督下单独进行着各项护理工作，能否准确无误地完成工作任务，在很大程度上要靠自己的道德修养和自律信念，靠自己的自觉性和责任心。

护士只有具备了慎独修养，才能自觉地严格要求自己，使规章制度落在实处。护士应对工作认真负责，观察病情时不放过蛛丝马迹；与患者亲切交谈，观察患者的思想变化，了解饮食起居，为医生诊疗计划的制订、实施提供客观、翔实的资料。

“慎独”修养绝不是表现在一时一刻，而是应该体现在整个护理过程中。也绝不是个别护士做到“慎独”就行，而是需要每一名从事护理工作的护理人员都必须具备这种优秀品质。

“慎独”修养需要长期的教育培养和自身的不懈坚持共同孕育。

培养护理人员的慎独精神是由护理工作的职业特点决定的，是加强护理职业道德修养的重要环节，可以有效避免护理差错的发生，有利于维护护理人员的身心健康。

二、护士的内在形象

内在美是指人的内心世界的美，是人的思想、品德、情操、性格、智慧、才识等内在素质的具体体现。内在美包括人生观、人生理想、思想觉悟、精神意志、道德情操、智慧才能、行为毅力、生活情趣和文化修养等。

（一）高尚的品德

护理事业的先驱者南丁格尔曾说：“护理工作没有高低贵贱之分，只有人格的高尚与否。”这就要求护士必须具备高尚的道德修养、道德意识、道德情操。首先要树立良好的职业道德，时刻以人为中心，想患者之所想，急患者之所急，运用护理心理学和护理美学等专业技巧帮助患者树立战胜疾病的信心和勇气，促进疾病的转归。不论护理对象贫穷还是富有，护士都应一视同仁，给予同情和帮助，向患者奉献自己的爱心和学识，从而得到社会的肯定。

柏拉图把人的心灵分成三个部分或三个运作过程：理智、情感和欲望，正确的行为来源于对三个部分的协调和控制。这样的心灵秩序并不是高深的哲学和美妙的戏剧可以解决的问题。它依赖于我们日常生活中成功地完成每一个行为，有赖于我们是否控制了我们的脾气，调整了我们的欲望。而“自律”对护士提出了更高的要求，它要求护士以心底的道德信念为准绳，不管人前还是人后都能够恪尽职守，毫无懈怠地严格按照操作规程完成自己的工作，促进疾病的转归，而不会出现任何的护理差错。

（二）诚实的心灵

护士的心灵美实际上是一种境界，是职业形象美的根基。护士不但要有聪慧的头脑和灵巧的双手，更要有一颗金子般善良的心。

诚实反映一个人的道德修养水平，是做好工作的基本条件。护理工作中的诚实美包括“诚”“实”“慎独”。“诚”是对人态度诚挚、诚恳、对事业忠诚。情感交流是无形的，但患者能感受到护士是否真诚，护士的真诚能给患者带去很大的安慰。与患者接触时，表达感情诚挚，绝不嫌弃、嘲笑患者。“实”指的是实实在在，实事求是，办老实事，说老实话，当老实人。对工作中的失误、差错和事故如实及时报告，不能隐瞒，更不能诿过于他人之口。“慎独”是指单人独处、无人监督的时候，总是小心谨慎地不做任何不道德的事情。慎独既是医德修养的方法，又是一种更高的医德境界。无论任何环境下，护士在临床工作中都要有一颗诚实的心灵。

（三）良好的性格

护理工作是促进和保护人们健康的崇高职业，护士是为人类解除痛苦、提高健康水平的天使。因此，每一个护士都要无比热爱护理专业，具有献身护理事业的强烈愿望和坚定信念，树立正确的人生观、价值观与审美观，实行救死扶伤的人道主义，全心全意为患者服务，在平凡的职业中不断提高自己的精神境界。

在工作时全身心地投入，抛开自己的个人情绪和其他一切不利于患者的因素，保持内心平和，将自己对患者的关心、对工作的热情融入轻言细语中，投入到严谨、一丝不苟、精益求精的工作作风中。将自己内心的美通过语言、行为完整的表现出来，显示自己的良好性格、思想等，从而体现出一种完整的职业美，以此感染患者，激发患者对美的向往和追求，使他们在积极美好的心理状态下恢复健康。

热爱生命，热爱生活，热爱本职工作。护士要具备良好的心理素质，乐观、开朗、稳定的情绪，健康的体魄，规范的言语举止，严谨细致的工作作风，实事求是的精神，高度的责任心、同情心、爱心。在工作中，保持愉快、热情、乐观向上的情绪，充分发挥智慧和工作能力，配合医生做好每一件工作，服务好每一位患者，弘扬南丁格尔精神，奉献一片爱心和真诚，用辛勤的劳动和汗水描绘护理工作者美好的宏图。

（四）丰富的才识

专业知识构建专业素质。随着护理学科的日新月异，护理的工作模式已由单纯的“以患者为中心”转移到“以人为中心”，须为护理对象提供生理、心理、社会和文化全方位的照顾，因此，对每一位护士的知识深度和广度有了新的更高要求。

1.专业知识理论　专业理论是医护人员的基本素质，也是做好工作的重要基础。加强理论武装，读书学习是首要任务。调整知识结构、完善知识体系是动态的发展过程，因此，应当有针对性地学习并掌握与本职工作相关的新理论、新知识、新技能和新规范，努力使自己真正成为行家里手。通过读书学习进一步树立科学观念，掌握科学方法，弘扬科学精神，使自己不断增加对本职工作的规律性认识，成为学科学、懂科学、用科学的模范。

2.专业技能　医疗专业知识是形成专业技能的前提条件。掌握了专业知识，就具有了专业技能的基础，从而能够正确进行操作训练，熟练掌握操作要领。专业技能是由各个操作环节组成的，要掌握专业技能，就要掌握环节的操作要领。学习操作要领，要充分发挥视觉和动觉的作用，在听懂讲解、看清示范的基础上，认真模仿练习。在模仿中不断纠正错误操作，逐步掌握操作要领。同时要把技能训练与工作实践紧密结合，培养更为全面的职业技能素质。做一名优秀护士在临床工作中必须具备娴熟的技术，扎实的基本功，在抢救患者时尤为重要。在工作中应该勇于探索、创新、积累经验，使护理技术更加规范、精湛和完美。

三、护理操作及不同护理情景中的护士职业形象

（一）临床护理中护士礼仪应遵循的原则

1.平等的原则　对待患者要一视同仁，不能因性别、年龄、地位、疾病类型、经济状况等

不同而有差别。

2.以患者为中心的原则　把患者利益放在第一位，以减轻患者病痛、促进康复为目的，急患者之所急，想患者之所想，争取患者的积极配合和主动合作。

3.依法护理的原则　临床护理中的护士礼仪必须在法律允许的前提下进行，不能与现行的法律相抵触。

4.正常的护患关系的原则　临床护理过程中，不要与患者发展护患以外的其他关系，避免给工作带来影响。

（二）护理情景下的护士职业形象

1.接待患者入病区时　当新入院患者到达病房时，要求护士起立，微笑相迎，手势引导。护送患者到床边，先将患者安排在病床上休息，再为患者办理入院手续，然后向患者热情介绍责任护士、护士长、主管医师和科主任，介绍住院环境和病房制度，尽快消除患者的陌生感，对患者要视年龄、职业、职务特点进行称呼，及时为患者提供床单位必需用品，做好各项入院准备，使患者感到被重视并获得依赖感与安全感。

2.回答患者问题时　无论是入院介绍、术前、术后指导还是为患者做各种治疗、心理护理、健康指导等，护士都必须根据不同的对象和患者不同的心理特点与患者沟通，使用规范的礼貌用语，接待患者及家属时应态度和蔼、语言亲切得体。一般情况下护士应对患者讲真话，得到患者的信任，但对患者的隐私如生理缺陷、精神病或肿瘤晚期等，应特别注意保密。

3.引领患者行走时　在引导患者行走时，护士可以边行走边将右手或者左手抬起一定的高度，五指并拢，掌心向上，以其肘部为轴，朝向引导或介绍目标，伸出手臂进行介绍。行走时采用上身稍转向患者的侧前行姿势。

4.护士巡视病房时　在患者住院期间，护士要经常巡视病房，发现问题或患者有任何疑问时，需耐心解答患者的疑问，给予安慰与鼓励，尽量满足患者合理的要求，如因故不能满足时，要耐心做好解释，始终向患者表示关切、同情与理解，使其心灵得到抚慰。

5.患者出现不礼貌行为时　尽管护患之间形成摩擦的原因可能是非常复杂的，但无论前因如何，最终表现为护士与患者之间的矛盾纠纷，都将有损护士的职业形象与医院的社会形象。医院的窗口岗位如分诊台、急诊室、无陪护病房等患者集中的地方，容易发生矛盾纠纷，护士对众多待诊的患者言谈举止中稍有不慎就会引起患者的不满情绪，乃至引发矛盾纠纷。解决此类矛盾，从护士的角度，首先要做到冷静，态度端正，以礼待人，对不文明的患者或家属以宽阔的胸怀平静地对待，不用语言去刺激对方，明确自己最终的目的是化解矛盾，遏制纠纷的发生发展。护士应以换位法去理解对方，从患者的角度审视自我工作表现。

如患者有特殊情况需要护士协助提前就诊时，如确需尽快就诊的，应尽力疏解协调，急患者所急，尽力而为，积极寻求为其提供帮助的方法，如确有困难办不到时或不属紧急特殊情况，则用礼貌的语言表示歉意，耐心说明缘由或选择让患者理解的方法解决，切忌对患者不理睬、不耐烦，甚至语出伤人。避免直接否定式回答，如“不知道”“开不了”等，避免纠纷的发生、发展。

日常工作中，应与患者礼貌交往，以礼相待，表现出护士对患者应有的尊重，其中包括仪表仪态、语言、称呼、语气、语调、表情、行为等，如患者对护理工作表示疑问或不满时，应认真对待查明原因，积极主动予以纠正解决，而不能不了了之、轻视敷衍或生硬回绝。

6.送患者出院时　当患者准备出院时，责任护士到床边看望患者，嘱咐患者出院后的注意事项；患者离开科室时应将其送至电梯口或楼梯口，并致以良好的祝愿，给予继续为其服务的承诺，使患者感觉到虽然离开医院但仍能继续受到医护人员的关注，使患者感到亲切温暖、身心愉快。

四、涉外护理工作中的护士形象

在国际交往中，应了解和掌握涉外礼仪的基本原则，按照国际交往惯例进行交往，表现出尊重与友好，做到举止得体、张弛有度、文雅大方。

（一）涉外护理原则

1.树立形象、信守约定　在涉外交往中，个人形象不仅仅反映自身素质，也代表所在单位的整体形象，甚至还代表着其所属国家和民族的形象，所以我们需按照涉外交往的基本原则来约束自身的言行，树立良好的个人形象。在涉外活动中，要注重个人仪表，言行应从容得体、不卑不亢、坦诚乐观，不做有损于国格、人格的事情，不盲目崇外，也不盲目排外，对交往对象一视同仁，不亲疏有别。在涉外交往中，特别要讲究信誉、遵守承诺、言行一致，这是树立良好形象的重要基石，对于开展涉外工作起到举足轻重的作用。

2.入乡随俗、求同存异　求同存异是在涉外交往中遵守礼仪的国际惯例，既重视礼仪的“共性”，又不忽略外国礼仪的“个性”，要了解交往对象的礼仪与习俗并加以尊重，做到“入乡随俗”，以增进双方的理解与交流，以免在交往中引起误会。比如见面礼，在世界各国，人们往往使用不同的礼节。常见的有中国人的拱手礼、日本人的鞠躬礼、韩国人的跪礼、阿拉伯人的按胸礼，以及欧美人的吻手礼、吻面礼和拥抱礼等，它们各有讲究，都属于礼仪的“个性”。而握手这一见面礼节是世界通行的，与任何国家的人士打交道，以握手这一“共性”礼仪作为见面礼节都是适用的。

3.尊重隐私，不妨碍他人　个人隐私，是指个人不愿对外公开的私人秘密和私人事宜。在涉外交往中应严格遵守“尊重个人隐私”，在言谈中凡涉及对方个人隐私的一切问题，都应有意识地予以回避。自觉地避免涉及下面七个方面的问题，即收入支出、年龄大小、恋爱婚姻、身体健康、家庭地址、个人经历、信仰政见等。不妨碍他人的原则，其基本含义是要求人们在医疗场所进行活动时，应讲究公德，善解人意，切勿因为自己的言行举止不检点而影响或妨碍他人，或使在场的其他人士感到别扭、不安或不快。因此，无论有无熟人在场，在公共场合进行活动时应严于律己，绝不可以忘乎所以，为所欲为。

4.女士优先，以右为尊　女士优先的原则，要求每一位成年男性在社交场合应尽自己的一切可能来尊重妇女、体谅妇女、帮助妇女、保护妇女，遇到困难时主动挺身而出为妇女排忧解难。在位置排列中，应遵守以右为尊的原则。所谓以右为尊，是指在一旦涉及位次的排列时，原则上讲究右尊左卑，右高左低。

5.以礼待人，不得纠正　在涉外交往中，以礼待人，理解、宽容并尊重对方的习俗。不得纠正的意思是要求在涉外交往中，只要对方的言行不危及他人生命安全，不违背伦理道德，不触犯法律，不损害我方的国格或人格，在原则上可以对之悉听尊便，不必予以干涉和纠正。遵守不得纠正原则，是尊重对方的重要体现。

6.热情有度，注意保密　在涉外交往中，对交往对象既要热情友好，又要把握好分寸。不要过度热情，有应必答，主要有下列原因：一是避免使人感到约束，影响他人的生活工作安排；二是以免给人以巴结的印象；三是防止泄露单位、国家机密，这点需要引起高度重视。同时也不要过于谦虚，因为西方人性格普遍直率，个性张扬，正确的做法是在不影响单位、国家机密的情况下，要态度明朗，对自身、单位、国家做出客观、合理的评价或肯定，对有把握的事情要给予明确的答复。

（二）涉外护士职业形象

发达国家护士紧缺问题频发，为解决这一问题，许多国家和地区不断引进外国护理人员。同时，医疗市场国际化也对护士的综合素质提出了较高的要求，为顺应这一现象，许多高校开设了涉外护理专业，旨在培养具有跨文化护理能力的护理人员。保持良好的护士职业形象，不仅可以赢得外宾的尊重和信任，更有利于涉外护理工作的开展。

1.入院接待礼仪　当接到外籍患者入院的通知时，责任护士应在病区门口迎候，这是不可忽略的礼节。对来者送上一个他所熟悉的问候，会令外宾倍感亲切，使即将开始的医疗活动有一个好的开端。这不仅体现了对患者及其所在国家文化的尊重，而且有助于建立起良好的医患关系，加深外宾对医院的良好印象。

2.病房摆设鲜花的礼仪　在外宾入住的病房摆放一束鲜花，是一种热情友好的欢迎方式。摆鲜花时特别要注意不同国家和民族对花的含义的不同理解。如日本人一般不摆菊花，因为菊花是日本皇室专用花卉，而欧洲和南美洲国家则认为它是葬礼专用之花；在法国，黄色的花被认为是不忠诚的表示；英国人，切记不可摆放百合花，对他们来讲，这意味着死亡；德国人认为郁金香是没有感情的花；日本人认为荷花是不吉祥之物，意味着祭奠；俄罗斯人，鲜花要摆单数，表示友好和尊敬。

3.语言沟通礼仪　首先主动自我介绍，应讲清自己的姓名，外宾一般会随后自我介绍。介绍他人时，要有礼貌地以手示意，而不要用手指指指点点。交换名片时应双手递出，面带微笑，眼睛看着对方，在接受对方名片时也应双手接回，还应轻声将外宾的姓名等读出，然后再郑重地收存好。无论是自我介绍或为他人介绍，都要做到主动、自然。

护士与外籍患者沟通时经常会利用非语言沟通的技巧，因为非语言所表达的信息更接近事实。肢体语言，如手势、姿势、身体运动、面部表情和神情变化等，能够很好地发挥沟通与交流作用。但应注意不同的肢体语言在不同国家有着不同含义，比如经常用来表示同意的“OK”手势，在巴西就是不文明的象征；在我国，我们经常会伸出大拇指向别人表示“真棒”，但是在伊朗，这个手势却是对人的一种侮辱，不能随便使用。还有，在我国摇头表示不赞同，而在尼泊尔摇头则表示很高兴、很赞同。

4.热情有度　护士对待外籍患者应热情，但须把握好“度”，具体体现在下列三个不同的侧面。

（1）关心有度：外国人所注重的关心有度之中的“度”，实际上就是其个人的自由。一旦对对方的关心有碍其个人的自由，即被视为“过度”之举。

（2）交往有度：外国人大都认为 “君子之交淡如水”，不习惯与交往对象走动过勤、过多。护士在工作之外的时间不得与患者外出，也不得向外宾索要礼物或兑换外币，这便是所谓交往有度之中的“度”。

（3）批评有度：只要外籍患者的所作所为不影响正常的医疗秩序，不触犯法律，不有辱我方的国格、人格，一般均可听其自便。在病房管理上要为外籍患者提供个人的空间，尽可能满足其传统习俗的需要。

5.尊重不同的价值观与习俗　涉外护理要求护理人员掌握多元文化的护理知识，尊重患者不同的价值观与习俗，加强理解与沟通。如在称呼方面，西方老人非常忌讳称呼中含“老”字。西方人还非常注重自理能力的培养，即使在患病期间也希望自己能够照顾自己，依赖心理较轻。因此，护士在与外籍患者交往过程中，应根据患者不同的文化背景和价值观采用不同的照护方式。

第三节　塑造护士职业形象的途径

护理专业形象美的塑造需要通过社会、专业生活环境和护士专业自我的良性互动等过程来实现。护士应针对社会形势的发展变化做出相应的角色转换，护士要有强烈的时代意识、广博的专业知识和科学的服务理念，不断进行自我教育、自我更新和职业行为的自我规范，发挥护士在专业形象建设中的主体作用，不断提高自身的专业水平和服务质量，才能从根本上使护士群体获得护理对象和社会的尊敬和认可。以教育为切入点，提高护士对美的感受、接受和创造能力，要从树立正确的人生观和价值观开始，不断增强品德修养，提高护士审美能力，以塑造更为完善的护士群体形象。

一、外部环境

（一）学校

护士职业形象是由内在修养和外在仪表、礼仪构成。职业素养不是天生形成的，它需要刻意去培养，小心呵护，长期坚持锻炼养成。首先，学校在招生时可侧重考虑招收外在形象较好、基础知识较为扎实、有志于护理专业的学生；其次，在专业课程设置上，可注意开设相应课程，除传统的护理课程外，适当增加护理科研、护理心理学、护理美学、护理管理学、护理人际沟通与交流、伦理学、社会学、医护礼仪、专业外语、法律等课程，有针对性地塑造良好的护理职业形象；最后，在辅助训练上，学校还可通过开展相应的训练来提升护士职业形象，如形体训练、人际交流训练、艺术赏析训练、护理管理实践、德育养成、心理素质培养、人文知识阅读等活动。

（二）医院

在护生实习过程中，医院可实行导师制，一方面使学生获得更多的指导，另一方面也使学生获得更多的信心，进而增强学生的独立性和适应性，学会时间管理与人际处理等技能，从各方面提高护生的能力，从而完善其职业形象。

在护士执业过程中，进行定期和不定期的专业培训。除举办传统的护理技能比赛外，还可进行专门的知识培训，如急救知识、ICU知识、救灾常识等。短期培训也可进行，如礼仪、社交、化妆与色彩、法律维权等。效果检验可采取护士形象展示比赛，也可以采用开放式多元考试评估。经过培训的护士，其形象价值常在不经意中显现，如在进行重症护理时，当机器出现技术故障时护士自己就能迅速解决，这有助于提高护士的职业形象。在这方面，医院可以与护士协会一起合作，发挥资源利用的效益最大化。

在护士的定位和培养目标上，可以着重培养一些临床护理专家、专科护士。护士不被社会尊重的事实不仅是社会世俗的原因，也是由于护士工作的含金量低，进入门槛低，护士工作岗位的可替换性大。每个人都能上，意味着不是“非你不可”，对比医生的岗位，尤其是医生专家，则是“非你不可”的。所以，护理行业应培养临床护理专家、专科护士。护士应该具有独立思维能力，应该学会创新，也有个别人提议应该给护士以处方权。

（三）政策及社会舆论导向

职业形象的塑造，除了自身努力外，还要积极利用一切可利用的社会资源。高度重视舆论导向，积极引导媒体对职业人士的宣传。世界上没有哪种职业形象离开公众的支持仍能保持完好，它就像一双无形的手在影响着护士职业形象的好与坏。如今网络信息发达，而医患关系、护患关系容易紧张，稍有某家医院存在不正之风或有个别护士素质较差，就有可能被媒体过分渲染，其散播速度极快也极广。而在非典、新冠抗疫时期，媒体对医护人员的宣传，尤其是宣传护士的高风亮节，让不少人流下了感动的泪水，使得社会大众对护士这一群体有了更深刻的认识和更高的评价，这也激励着无数奋战在临床前线的护士。法律政策因素可以保证某种职业的行业地位，从而导致社会观念的改变。好的政策有利于提高护士地位及护士职业形象。如《护士条例》第三条规定："护士人格尊严、人身安全不受侵犯。护士依法履行职责，受法律保护，全社会应当尊重护士。"为保障护士应有的地位提供了有力的保证。职能部门及社会对护士的关心和重视可增加护士对本职业的热爱，从而促使其更自觉地保持和提高护士职业形象。

二、内在因素

（一）强化塑造意识

护士要有自我提升的愿望，只有主动去学习，才能真正受益。护士要从患者的角度去思考，设想患者在医院渴望得到哪些，真心为患者解除烦恼和痛苦。护士须充分认识到个人形象对社会的影响，对所从事专业形象的影响，从思想上予以重视；还需要意识到自己的形象能感召和影响他人的形象改变。另外，个人的形象塑造有助于事业的成功，自我的成长。

（二）提高个人素质

护士自身素质的培养对护士职业形象的塑造起着决定性的作用，包括护士的外表、仪态、衣着、行为以及沟通技巧等方面的发挥都影响着自身形象。不仅如此，护士的品行、职业操守等在更深层面发挥着影响作用。护士既要培养自身的外在形象，更要培养自身的内在修养；既要自觉养成美容修饰的习惯，也要注意养成独立、尊重他人、善于思考的习惯；还要自觉注重职业情感、良好职业心态、感知患者情绪的能力、良好心理等品质的培养。

（三）提高护理质量

提高护理质量，目的是以患者为中心，为患者提供优质服务。转变一些不正确的服务观念，实施人文关怀、人性化护理措施，更多地从患者的角度考虑问题，实施温馨工程。这样做的结果不仅能提升护士职业形象和整体素质，还能提高患者满意度和信赖度，使护理行业健康发展。职业形象的建设是一个长期的任务，需要护理人员充分挖掘自身的潜力，加强对自身素质和职业道德的培训，不断学习新知识、新理论，树立品牌意识，不断更新和完善自己的职业形象，以知识的魅力、能力的魅力和人格的魅力完成人类赋予护士的保护生命、促进健康的神圣使命。研究表明，护理专家能在关键时刻发挥自身的主观能动作用，带动社会健康服务的发展。护士不仅需要掌握基础医疗知识和高质量的护理技术，还必须提高其他临床技能，以成长为专科护士、护理专家。

护士职业形象既影响护士的服务质量，也影响患者的服务感受，与医院的形象及效益密切相关。因此，提升护士职业形象不仅可以增强护士对自身职业的认同；也可以改善医院的服务质量，树立医院的品牌效应。更为重要的是，护士职业形象的提升，能使广大患者受益，这正是患者及社会大众的期盼。因此，护士、学校、医院都应该重视护士职业形象的培养。

课内实训

【实训内容】不同护理操作及情景下的护士职业形象。

【实训目的】掌握护士职业形象中的内在形象和外在形象；学会护理操作和不同情景中的护士职业形象。

【实训方法】

1. 角色扮演法　将学生分为两人一组，分别扮演自己认知中的护士职业形象的内在形象和外在形象，其他组同学进行观察和评价。

2. 示范法　邀请附属医院的优秀护士为同学们具体展示护士职业形象，详细讲解每个步骤的目的、要点和注意事项。

案例回顾

本章教学案例中的护士小张，其职业形象专业、冷静，经过学习，相信同学们对自己未来的职业形象都有了清晰的答案。

护士在护理专业活动中所体现出来的仪表、言行、内在素养和专业能力等综合形象，是内在美和外在美的完美结合。护士被称为“白衣天使”，这不仅是社会对护士的赞颂，也是人们在患病需要帮助时对护士的期望。美好的护士形象可以使护理对象产生愉悦的心情，获得良好生理、心理效应，而且能达到治疗和康复的最佳效果。护士职业形象随着护理学与社会的发展而不断变化和丰富，护理专业涵盖范围不断扩大，护士职业形象的内涵也不断扩展，具有丰富的时代特色。

第九章
护理实践礼仪

上智云图
数字资源素材

章前引言

随着《“健康中国 2030”规划纲要》的出台，人民群众对健康服务提出了更高的标准和要求。为了顺应新时代的医疗环境需求，随着医学模式的不断发展和转变，以人为本的护理理念正在不断深化，高质量的医疗护理服务需要人文关怀。有学者提倡在护理礼仪教育中融合和渗透儒家的“仁礼”思想以提高学生的内在修养，也有学者响应国家政策提出在护理礼仪教学中渗透工匠精神。孟子曰：“尊敬之心，礼也。”礼仪的实质就是一个字——“敬”，敬人敬己。对于广大护理对象而言，护士良好的礼仪及素养本身就是一剂良药，护理服务礼仪也逐渐成为护理人员必须具备的基本职业素质。护理实习生（以下简称护生）是即将步入临床一线的“准护士”，因此护理礼仪也是护生必须掌握的技能之一，如何将护生停留于课本的理论知识进行实践转换，实现有机结合，深入展现“礼之敬、仪之美”是重中之重，也是临床护理一线教师重视的方向。本章主要以护生礼仪为主体，结合相关情景案例及思考题，对护生在护理实践中所涉及的相关礼仪知识展开叙述。

学习目标

1.掌握护士实践礼仪的定义与内容。
2.掌握护生在临床实习中的护理礼仪规范。
3.掌握涉外礼仪的定义与原则。
4.熟悉临床实习中涉外礼仪的基本要求。
5.了解临床实习中涉外礼仪的一般禁忌。
6.学会在语言、仪表、沟通等方面提升自我修养。

思政目标

1.培养护生的职业素养和应变能力。
2.掌握行为礼仪要求，培养学生的爱岗敬业精神。
3.培养护生在临床实习中涉外交流的礼仪素养。
4.了解涉外礼仪的重要性，学会涉外交流的基本礼仪。
5.理解在临床实习中涉外交流的原则与目的。
6.提高护生对护理礼仪的人文认知，增强护生对传统文化的认同感，树立正确的价值观。

案例导入

张某，男，21岁，因AIDS收治入院。患者性格内向，入院治疗时情绪低落。得知该患者的病情后，两名护生在护士台毫无避讳的讨论该患者隐私，四处宣扬，并互相表示不愿意给该患者做任何治疗，怕被感染。

思考题

1. 你认为这两位护生的做法有何不妥？
2. 在实习过程中遇到类似情况，应如何处理？

第一节 护生实习礼仪

临床实习（clinical practice）是护理教学中理论和实践相结合最重要的途径，是培养护生分析问题、解决问题、服务患者的综合能力以走向临床工作必不可少的重要环节，也是树立职业形象的关键时期。为了实现由校内学习向校外实习的良好过渡，增强护理礼仪与美学修养，更好更快地适应工作岗位，护生应在专业知识、基本技能、心理态度、护理礼仪修养等各方面做好充分准备，为今后成为一名具有严谨工作作风和良好综合素质的职业护士打下扎实基础。带教老师需更新教育理念，明确人文关怀礼仪是对人生命质量的教化，既是知识、技能的传授，更是情感的交流、心灵的沟通和生命的对话。

一、实习前的准备

（一）知识与技能的准备

护生在校学习的各类基础知识、专科知识，须综合运用于临床护理实践，运用所学知识分析和处理患者的个体差异和复杂的病情变化。护理操作从校内的模型人转变为在临床患者机体上进行，环境的陌生和复杂变化，会让护生感到难以适应、不知所措；患者的咨询或反问、病情的多变、仪器设备的不断更新、沟通能力的不足等因素，也会增加护生的不适应感。如何在临床实习环境中保持端庄的仪表、亲切的微笑、得体的语言、优雅的举止，以增加患者的心理舒适感、满足感和对护士的信任感，实习前的强化训练是提高临床实习适应性的有效途径之一。实习前的强化训练内容包括四个方面。

1.专业理论知识　进入临床实习期间，应继续保持理论知识的学习，将理论知识与临床实践相结合，在临床实习中逐步提高发现问题、分析问题和解决问题的能力。

2.护理操作技能　熟练流畅的操作能力，大方得体的仪容仪态，更容易取得患者的信任和认可。护理技能操作过程中应注重护理礼仪元素，强化服务意识，展示良好职业形象和护生风采。

3.沟通能力培养　护生的语言表达和沟通能力是综合素养的重要组成部分，提升语言表达的美感，逐渐掌握医护、护患之间的沟通技巧，可以帮助护生建立良好的医护、护患关系，营造和谐健康的服务氛围，尽快适应从单一的在校学生角色至临床实习护士角色的转变，从稚嫩过渡到成熟。

4.职业礼仪修养　护生应做到仪表规范、举止得体、语言文明，掌握与带教老师、患者和其他医务人员的交往礼仪，以及护理操作过程中的基本礼仪规范。护生应提升自身职业礼仪修养以适应医院各类人群的服务需求。

（二）心理准备

护生在校接受了专业思想教育，对护理专业充满了美好的憧憬。在接触临床工作后，面对学习、工作、人际关系等压力的刺激，由于个体应对能力不同及人格特征差异，部分学生可能表现出适应不良，甚至出现职业失落感和倦怠感。如何调整心理、适应现实，对实习过程和以后的工作起着至关重要的作用。护生可通过以下方式做好心理准备。

1.辩证地看待问题，学会调整心态，以积极乐观的态度来适应环境变化。

2.实习前加强临床技能的训练，提升自身专业胜任力，得到患者和老师的认可，克服落差感。

3.树立以患者为中心的思想理念，懂得换位思考，以强有力的执行能力开展实习工作，真正了解患者和家属的痛苦，用温柔友善的语言与行动让患者产生信任感，维持融洽的护患关系。

4.岗前做好生活规划，调整生活节奏，合理安排学习、活动和睡眠时间，减少或避免生理性疲劳，加强营养，积极进行身体锻炼，保持充沛的精力，提高对临床护理工作“三班制”的适应能力。

（三）熟悉医院的环境与制度

实习医院确定后，护生应尽快了解医院的布局和规章制度，以更好地适应工作、服务患者，严防不良事件的同时，这样既有利于提高自身的适应能力，还可以保持热情而稳定的情绪。

（四）实习护生的权利与义务

《中华人民共和国护士管理办法》第十九条规定：“护理专业在校生或毕业生进行专业实习，必须按照卫生部的有关规定在护士的指导下进行。”当护生面对患者提供的操作机会和因此经受的痛苦，都应感激患者的支持、理解，在顺利完成操作时，衷心道一声“谢谢您的配合！”在操作不顺时应诚恳地予以致歉。

二、实习过程中的基本礼仪

（一）重视“第一印象”

第一印象是指交往双方在初次见面时彼此之间产生的印象，它在人们的交往中占有很重要的位置，即所谓的“先入为主”，护生的言谈、举止、仪表等都会给患者留下深刻的第一印象。护生职业角色的美感影响着护患关系的优良，进而影响着护理质量、护理服务的满意度。那么在教学过程中引导护生学习、领悟孔子的“仁、礼”思想，不仅做到“行礼如仪，按礼施爱”，更应该努力达到“依仁行礼、立志成仁”的境界才是护理礼仪课程的终极目标，这也是实现人文关怀人文性的真正意义所在。

1.仪表　仪表是指一个人的外表，包括容貌、衣冠、姿态、风度等。职业的特殊性对护士仪表的要求应该是自然美与装饰美的有机统一。穿着护士服应保持洁白、干净合体，不缺纽扣，领口和袖口处的纽扣要扣牢，衣带平整、松紧适度。穿白色软底护士鞋，并且保持清洁，切忌光脚穿鞋。燕尾帽要熨烫平整，用发卡固定。头发清洁、美观，刘海不过眉，两侧头发在低头操作时不遮挡视线，散发用黑色发夹固定。头发长度超过衣领者视为长发，须盘成发髻扎于脑后，并佩戴统一下发的发网，不可有散落头发。短发的长短不宜过领，要求为常规女性短发发式，不剃平板头、阴阳头等。发色最好保持为自然发色，染发者仅限黑色、棕色等色系，不可过深或过浅，也不可挑染。护生在上班时不宜佩戴饰品，可以化淡妆，以自然、清新、高雅、和谐为宜。发型、发色都应注意大方得体，不可过于突兀。

2.言语　俗话说："良言一句三冬暖，恶语伤人六月寒。"诚于中而形于外，真实可信的内容加上热心诚恳的表达形式，可使护理工作达到理想的效果。语言是表达意思、交流思想的工具，其感染力强，是一种无形的力量。首先，护生与患者谈话时态度要诚恳、自然、大方，语言要和气亲切，表达要清楚得体，护患双方应精力集中，互相对视，耐心听取对方的谈话，不要轻易打断对方或随意插话，更不要指手画脚。其次，应正确区分沟通对象，分别给予相宜的礼节。如对上级、对师长要表示尊重，对同伴要平等、亲切。女护生与男患者之间交谈要文雅大方，不开过分的玩笑，保持安全距离。最后，在沟通过程中，如果出现意见不一致，要保持冷静，或回避原话题，或以婉转、商量的口气说出自己的意见。护生应用幽默、机智的话语明确表达自己的观点，同时不引起对方的反感。

3.行为　行为是一个人内心情感活动的外部表现形式之一，也是塑造心灵的途径。形体语言是非语言交流的一个重要组成部分，在日常工作中起着特别重要的作用。因此，护生必须处处注意角色形象，通过恰当的形体语言，使患者消除顾虑、减少紧张感，增加信任感。如用真诚的微笑、善意的目光、正确的身体姿势、适当的空间距离、端庄整洁的仪表来传递沟通信息。在与患者交谈时，护生的目光停留在患者眼与嘴形成的三角形区域最自然得体，能够最大限度地表现出真诚。

（二）护生与医务人员的交往礼仪

实习环境是一个小的社会环境，环境中有各种人际关系的存在，良好的人际关系可以使护生在温馨和谐的环境中愉快地完成实习任务。

1.护生与科室工作人员的交往礼仪　护生在实习过程中接触最多的是科室的工作人员，要尊重科室的每一位工作人员，工作积极主动，建立和谐的人际关系，圆满完成实习任务。

（1）尊重护理老师：护生应始终保持虚心、好学、勤奋的实习态度，摆正实习心态。主动礼貌问候老师，谦虚礼让，不过多评议老师，正确对待表扬和批评。

（2）尊重医生和其他工作人员：与科室其他工作人员交流时，均应以礼貌的方式称呼，如主任、医生、老师、师傅等，并以"请"字当先，注意语音、语调和语速，不可直呼其名，或使用命令式的语气。对其他所有先于自己进入临床工作的各类医护人员，都应当视为自己的老师、前辈，虚心向他们请教和学习。

2.护生与其他部门工作人员的交往礼仪　与其他部门工作人员交往时，应保持合作的态度，以尊重为先，互相商议、互相理解，落落大方，不卑不亢。

3.实习生之间的交往礼仪　护生之间要有团队精神，真诚合作，相互尽可能提供方便，共同做好护理工作。在工作中宽以待人，互相尊重，保持平等的关系，不议论同伴隐私。诚实守信，不以自我为中心，建立良好的协作氛围。

（三）护生实习时的基本礼仪

1. 自尊自信，积极向上　护生在工作时要理性看待自我，树立自信，培养积极乐观的人生态度，发现发挥自己的长处，保持充沛的精力和敏捷的头脑，热爱护理事业，全身心投入工作。

2. 谦虚礼貌，换位思考　对待患者应态度诚恳谦虚，言语温和，懂得换位思考，日常工作中注意细节，尽可能在力所能及的事情上多关心照顾患者，增强自身专业能力，积极开展健康宣教，逐步取得患者和家属的信任和配合。

3. 关爱患者，自觉自律　应尽可能详细了解分管患者的基本信息、病情、治疗方案、心理需求等，关心体谅患者的痛苦和感受。在为患者治疗操作前要耐心解释，富有诚意，并取得同意，若操作一次不成功应向患者表示歉意，同时立即寻求老师的帮助，不可再次盲目操作，以免增加患者的不适与痛苦。操作结束后，应向患者及家属说明注意事项，并对患者的配合表示真诚的感谢。对患者出现的特殊情况不能惊慌失措，态度要冷静平和，以免增加患者的心理负担。

4. 诚信文明，保护隐私　在护理工作当中应注意言行文明，与患者的交流言辞要温和恰当。未经患者同意，不能将患者作为操作、查房等示教病例。操作过程中要照顾患者的感受，注意遮挡隐私部位，不随意打听和评论、传播患者或其家庭的信息、隐私等。

第二节　护生工作礼仪

护士工作礼仪是指护士在工作岗位上应当遵守的行为规范，因此是一种职业礼仪。刚进入临床实习的护生，在学习专业操作技能的同时更应偏重于人文、情感和素质教育，创设机会尽可能发挥护生在学习过程中的主体性和自主性。带教老师作为学习资源的提供者、学习的促进者和护生情感经验的分享者，应针对临床工作中遇到的不同情景精心筛选教学内容，融入儒家仁学思想、孔子的“仁、礼”观，以帮助护生理解、把握礼仪的内在道德规范，提高对仁、礼相互关系的认知水平，构建以“知礼”“懂礼”和“行礼”为学习目标的系列教学方法。带教老师要注重感受并验证护生伴随实习进程在礼仪的“知、信、行”方面获得的成长与进步。

一、门急诊护生工作礼仪

（一）门诊护生工作礼仪

实习护生是护士人力资源的后备力量，临床实习是提升其业务能力、熟悉未来工作场景的重要路径。门诊作为患者进入医院诊疗过程的第一道门户，代表了医院的形象，门诊护士自身的言行举止均反映出该医疗机构的服务态度、服务质量及管理水平。因此，对门诊岗位护生的德、才、学、识进行岗前培训，让护生的护理礼仪从学校过渡到临床应用尤为重要。

门诊护生的主要职责包括在带教老师的带领下，为患者进行导诊、咨询、维持门诊秩序、处理突发应急情况、各种治疗及健康教育等。在此岗位的护生要注意衣着、妆容、站姿、言行等，塑造热情亲切的形象；同时要熟知门诊的布局、就诊的流程、专业特色、自动就诊系统的应用、应急处理等，给患者提供专业有效的指导和帮助。定期组织护生开展多媒体课程，内容包括与患者沟通的知识和人文科学的知识等。

1.形象体现护理礼仪　门诊护生，特别是导诊护生，肩负着沟通医患关系、展现医院形象的重任。因此不仅需要得体的外在形象，还要具有良好的礼仪修养。护生着装整洁，表情自然，稳重大方，无疑可以给患者一种依赖的感觉，直接影响患者的就诊情绪。良好的形象有助于增加患者的信任感、安全感，这也是与患者进行心理沟通及健康教育的先决条件。

2.举止体现护理礼仪　在门诊，患者流动性大，节奏忙乱，这更需要护生在工作中做到举止端庄优雅，彬彬有礼，走路轻盈，动作敏捷，处理问题果断，重要的是心中时刻装着患者。一个关切的眼神、一个善意的提醒、一个搀扶老年人的动作，都体现了护生的礼仪风范。

3.言行体现护理礼仪　门诊护生言行要充分体现热情主动、耐心周到。与患者交谈时，应注意掌握语言的语气和节奏，要快慢张弛有度，不确定的信息要及时与带教老师沟通，确定答案后给予回复，以取得患者的信任。在给患者指示方向时，应将手心向上，四指并拢，如果线路复杂，护生应耐心和详细说明行走路线和方位；对病情较重或行走不便的患者，向带教老师说明后主动用轮椅或平车护送，应尽可能引领患者到达目的地。

（二）急诊护生工作礼仪

每一昼夜的二十四小时，每一个身处急诊科的护士，都在一个个故事中扮演着不可或缺的角色：接诊、抢救、评估、分流，加之护理，每分每秒都在凸显不可替代的职业价值。由于服务对象多是发病急、病情重或需要紧急抢救的患者，这就需要在语言、礼仪形象方面创造一种团结协作、科学有序的氛围，运用恰当的言谈举止来接待和护理急诊患者。急诊护士应根据急诊护理工作的特点，针对患者不同的实际情况和心理状态，采取适当的接待和救护方式。不仅应使急诊患者消除紧张、恐惧、害怕心理，给患者以信赖、安全感，而且应使患者在诊治的过程中得到温暖，增强战胜疾病的信心，并尽快恢复健康。

1.忙中有序，团结协作　在患者诊治过程中，护生需做到急而不乱、忙中有序，情绪沉着冷静，在带教老师的带领下配合医生做好救护工作。同时应协助带教老师做好救护工作的安排，理解尊重，密切配合，不懂就问，全力以赴地投入工作。在带教老师言传身教下，护生应能主动学习、独立思考，为日后正式进入临床工作打下良好的基础。

2.做好疏导，健康宣教　急诊是一个窗口科室，是医疗抢救的特殊之地，因患者病情紧急，在来不及相互沟通的情况下很容易发生护患纠纷，所以医务人员在医疗护理过程中，良好的服务态度是非常重要的。急诊患者在意识清醒的情况下，心理较复杂，护生应学会同情、理解和换位思考，随机应变，运用恰当的言谈举止来接待和护理急诊患者，注意给患者保暖、遮挡，使其消除紧张、恐惧心理，增加信赖和安全感，使患者在诊治的过程中得到温暖，增强战胜疾病的信心。

3.给予理解，获得支持　由于患者起病急、病情重，患者家属常会焦躁、坐立不安、担心抢救能否成功等，护生要对家属这种焦急的心情予以理解，要从护理人员职业道德出发，提醒自己时时刻刻本着全心全意为患者服务的宗旨理解、尊重患者及其家属，耐心回答他们提出的各种问题。学会维持抢救秩序的正常进行，处理患者时要分清轻重缓急，繁忙中不失礼节；学会给家属适当的安慰和必要的心理疏导。

二、病区护理工作礼仪

病区是患者在医院接受治疗的主要场所之一，护生的仪表、姿态以及行为举止也会影响护理信息的传递与接收以及医院的形象，而良好的护理礼仪可创造一个良好的医疗环境，为患者提供更高层次的服务。

（一）患者入院接待礼仪

患者进入病区时，接诊护生应及时执行接待礼仪“3S”，即起立（stand up）、微笑（smile）、目视（see），以减少患者的孤单、恐惧、紧张和焦虑。在患者病情允许的情况下，护士做好自我介绍，把患者送到病床前，并陪同患者或家属熟悉病区环境，介绍主管医生和责任护士，尽快消除患者的陌生感。

（二）患者住院期间工作礼仪

1.操作前　护生应轻声问候，告知操作的目的，安慰患者。在交谈中，护生要善于倾听患者的叙述，耐心回答患者的提问，并以微笑、点头等非语言沟通表达对患者的关注、理解与尊重，使患者真正感受到护士的真诚和关心。护生应处处为患者着想，如拉好窗帘、遮挡屏风等，并对患者的心理和身体状况进行评估。

2.操作中　护生应给患者以安全感，动作轻柔，有条不紊；操作中与患者亲切沟通，给患者以鼓励和赞赏，能够大大增加患者配合的信心。如果在护理操作中失败，如静脉穿刺未成功，护生要诚恳向患者致歉，取得患者的谅解，决不推诿责任或找理由辩解。

3.操作后　护生应当首先协助患者恢复舒适体位，护送患者回到病房，详细交代相关注意事项，并继续观察护理效果；对患者提出的问题、顾虑和疑义给予耐心解释及心理支持。

4.巡视病房做到“四轻”　说话轻、走路轻、操作轻、开关门窗轻。夜间巡视要按时关闭各病室电灯，打开地灯，给卧床患者做好安全防护。

5.健康宣教中的礼仪　护生在做健康宣教时，要用温和的态度、礼貌且通俗易懂的语言，对复杂的医学知识进行说明、讲解，帮助患者理解和接受。

（三）护理特殊患者的礼仪

1.护理老年患者的礼仪　与老年患者交谈要注意语气、语速和音量，交谈中应充分顾及老年患者的两个突出特点：心理特点是需要受尊重、被重视，如表现为固执、自怜、坚持己见；生理特点是器官老化伴随功能低下，如表现为思维慢、健忘、耳聋眼花且受多种慢性疾病折磨。许多老年患者因此不愿主动与人交流，给护理工作带来一定困难，护士要注意选择老人认同的话题和可理解的事情进行沟通，在对老年患者问话、答话和解释问题时，应注意语气要耐心亲切，语速要放慢，吐字要清晰，音量要大些，同时配合肢体语言，使老年患者真正理解并感觉受到重视。

倾听，同样是与老年患者沟通交流中的重要步骤。诚恳的倾听可以鼓励老年患者，取得其信任，真正了解其健康问题，提供个性化及针对性的护理。倾听时护士应集中注意力，从患者语言表达中捕捉患者的生理、心理变化，注意对方说话的主题，不轻易打断患者讲话，不转变话题，不流露厌恶的情绪。听完后，用适当语言表达自己的同情，在不违反治疗护理原则的情况下，尽量照顾他们的习惯，使他们有一个良好的心态接受治疗和护理。

2.护理妇产科患者的礼仪　妇产科都是女性患者，具有对周围事物感知敏锐、反应强烈、情绪不稳定、易波动等特点。妇产科患者的心理比较复杂，会因病情不同而表现不同。

护生在工作中要细心观察患者的心理反应，在语言上、举止上表现出对患者的极大关怀，给予相应的疏导，突出患者在此的“中心”地位。任何操作或交流都应充分保护患者隐私，尊重患者的意愿。面对任何一位需要帮助的患者，都要想方设法为其分忧，以极大的同情心和责任感关心患者，不可冷嘲热讽、态度生硬、不屑一顾。对处于剧烈疼痛之中的患者，换位思考进行安抚，尽可能提供帮助。

3.护理儿科患者的礼仪　由于患儿具有身体发育不全、缺乏较好的思维和语言表达能力、疾病变化快等特点，因而决定了护理美学、礼仪的特殊性。

在儿科病房工作的护生，工作服着装提倡颜色鲜艳、活泼，可着带小花的彩色服装，满足患儿的心理需要。护生应努力保持对孩子的微笑服务，交流时采用一些儿童语言，建立患儿的安全和信任感。

对12个月以内的婴儿，护生可像母亲一样爱抚患儿，对他们轻拍、抚摸、搂抱及逗笑，使患儿产生安全感。

对1～6岁患儿，护生可与患儿一起看图片、玩玩具、讲故事、做游戏等，同时用赞美性语言鼓励患儿，建立相互信任的护患关系。

对6岁以上的患儿，护生可用言语进行沟通，帮助患儿学习功课，适当了解疾病知识，争取患儿的信任和配合。

（四）患者出院时护理工作礼仪

1.当患者痊愈出院时，应根据出院医嘱告知患者或家属，请他们准备办理有关手续，并予以真诚的祝福，如“祝贺您康复出院”。

2.出院前对患者做好细致的离院指导，如饮食、锻炼、休息、需要复诊的时间及出院所带药物的服用方法，提醒患者不要忘记个人物品。

3.患者离院时应热情地送出一段距离，如可将患者送到病区大门口、电梯口；在跟患者道别的时候，应说“请慢走”“请走好”“请保重”等，避免“再见”“下次再来”等话语。

第三节　涉外礼仪

近年来我国与世界各国在政治、经济、文化、教育、体育等方面的交往越来越多。护士对外交往也日益频繁，迫切需要护理人员学习、掌握一定的涉外礼仪常识，以适应涉外护理事业发展的需要。

在对外交往中，涉外工作的政治性、政策性极强，一个人不论其职位高低，他所代表的不仅仅是个人，而且还代表着所在单位乃至整个国家的形象。因此，与外宾交往的一言一行、一举一动都应符合涉外礼仪规范，以更好地维护国家的尊严以及单位和个人的声誉，促进中外关系的友好发展。

一、涉外礼仪的定义

涉外礼仪，是涉外交际礼仪的简称，是对外交往中对外宾表示尊敬友好的各种行为准则或规范。任何单位和个人在国际交往涉外活动中，都要遵循国际礼仪通则和规范，以维护个人形象、集体形象及国家形象。

二、涉外礼仪的原则

在对外交往中，护理工作者所代表的不仅仅是个人，还代表着单位形象，甚至代表整个国家的形象。护理工作者的一言一行、一举一动，都应符合涉外礼仪规范，维护国家、单位及个人的形象和声誉。因此，护理工作者在涉外中，应遵循以下原则。

（一）互相尊重

在涉外交往中，首要的一点就是相互尊重，这包括尊重对方和捍卫自尊两个方面。尊重对方就是不论对方的国家大小，其风俗习惯、宗教、法律等是否与我国相同，都不能歧视对方，要做到在人格上平等相待。具体应体现在以下几方面。

1.尊重国家　在交往中，应相互尊重对方国家的主权、尊严和领土完整；尊重各国的法律、法规和风俗习惯等。

2.尊重信仰　宗教信仰作为一种社会意识形态，是人类精神生活的一部分，每个人都有选择宗教的自由。护理人员应尊重他人的信仰、宗教和宗教情感。

3.尊重隐私　在人际交往中，外籍人士特别重视对自我隐私的保护，护理人员应自觉尊重每一位患者的个人隐私，不涉及敏感的政治问题等事宜。除非是护理工作需要，做到“个人隐私八不问”，即不问收入支出、年龄大小、恋爱婚姻、健康状况、家庭住址、个人经历、信仰政见以及所忙何事。并且，护理人员应保守患者的病情信息，操作和查体前先征得其同意，并注意回避他人。

（二）维护形象

在国际交往中，人们普遍对交往对象的个人形象倍加关注，并且十分重视遵照规范的、得体的方式塑造、维护自己的个人形象，特别是维护自己在正式场合留给人的第一印象。个人形象在构成上包括仪容、表情、举止、服饰、谈吐、待人接物六方面。之所以深受人们的重视是因为：

1.真实的体现了一个人的教养和品位。

2.反映了一个人的精神风貌和生活态度。

3.展示了一个人对交往对象的重视程度。

4.代表所在民族、国家的形象。

（三）不卑不亢

言行从容得体、不卑不亢是基本原则，应做到忠于祖国、维护尊严、取长补短、一视同仁。

（四）求同存异

在主要采用本国礼仪的同时，适当地采用交往对象所在国现行的礼仪，即以我为主，兼顾他方，遵守国际通行的礼仪惯例。

（五）入境随俗

尊重交往对象，尊重风俗习惯。

（六）信守约定

当前，在国际交往活动中，人们将尊重对方，即将对交往对象的重视、恭敬、友好作为涉外礼仪的核心。在一切涉外交往中，都必须认真而严格地遵守自己的所有承诺，许诺一定要兑现。

1.谨慎许诺　不管是护理人员主动提出建议，还是答应患者的请求，都要在事先深思熟虑的基础上，根据实际情况谨慎许诺。

2.有诺必现　一旦许下了承诺，必须做到“言必信，行必果”，只有这样才能赢得患者的尊重。

3.违诺致歉　由于难以抗拒的因素导致违反承诺，应尽早通知对方，据实以告，并向对方致歉，必要时应给予补偿。

（七）热情有度

待人友好、热情；掌握好关心有度、批评有度、距离有度、举止有度。

（八）不必过谦

在国际交往中涉及自我评价时，不应该自吹自擂、自我标榜，一味地抬高自己固然是不当的，但是也绝对没有必要妄自菲薄、自我贬低、自轻自贱，对外国人过度的谦虚、客套，提倡在互相尊重的前提下保持自信与大方的交往态度。

（九）不宜为先

在涉外交往中，面对自己难以应付或不知道如何应对的事务，最明智的做法是尽量不要急于采取行动，尤其是不可急于抢先，冒昧行事。

（十）尊重隐私

个人隐私八不问：收入支出、年龄大小、恋爱婚姻、健康状况、家庭住址、个人经历、信仰政见、所忙何事。

（十一）女士优先

即女士第一或女士先行的意思，是国际上公认的一条礼仪原则。

（十二）爱护环境

不可毁坏自然环境，不可虐待动物，不可损坏公物，不可乱堆乱挂私人物品，不可乱扔乱丢废旧物品，不可任意制造噪声。

三、涉外礼仪的基本要求

（一）称谓礼仪

称谓是人与人之间在日常交往中的称呼语。称谓礼仪是一种规范性礼貌语，在对亲属、朋友、同志或其他有关人员称呼时使用。在涉外礼仪中，首先要正确而清楚地说出交往对象的姓名。按国际惯例，称男子为先生，称女子为夫人、女士、小姐。已婚女子称夫人，未婚女子称小姐，对不了解婚否的女子通称为女士，除非戴有结婚戒指才可称为夫人。一般社交场合，对知道姓名的人，用Mr.（先生），Mrs.（夫人），Miss（小姐），Ms（女士），加上姓或教名+姓（不能直接教名）称呼。

（二）个人礼仪

在外宾面前不要做如下动作：修指甲、剔牙齿、抠鼻涕、挖耳朵、擦眼睛、搓泥垢或瘙痒、脱鞋、撸袖子、打饱嗝、伸懒腰、打哈欠、哼小调。打喷嚏时，要用手绢捂住口、鼻，脸偏向一方。

（三）接待礼仪

1.迎送礼仪　迎接、送别是涉外工作的始和终，在整个涉外活动中处于十分重要的位置。在涉外交往中，有时面对的外宾不止一位，而是几位以上，甚至不只是来自一个国家和地区的，这就存在着礼宾次序问题。通常说的礼宾次序有以下几种：按外宾的身份与职务的高低顺序排列；按照参加国国名的字母顺序排列；按派遣国通知代表团组成的日期顺序排列。

2.接待礼仪　随着对外交往的增加，来医院就医的外宾越来越多，这就对涉外护士提出了更高的标准与要求。

（1）穿着的礼仪：清洁、整齐、挺直；夏天不可光脚穿凉鞋等。

（2）入院接待礼仪：在门口迎候、问候。

（3）致意礼仪：握手礼、注目礼、鞠躬礼。

（四）见面礼仪

握手礼是在交往时最常见的一种见面、离别、祝贺或致谢的礼节。通常是先打招呼，然后相互握手，同时寒暄致意。

1.握手的正确姿势　一般情况下，握手要用右手。行握手礼时上身应稍稍前倾，两足立正，伸出右手，距离受礼者约一步，手掌与地面垂直，手尖应该是稍稍向下，四指并拢，拇指张开，向受礼者握手。握手时必须是上下摆动，而不能左右摇动。握手时精神要集中，双目注视对方，微笑致意，同时要有寒暄。

2.握手的时间　握手时间的长短可根据握手双方亲密程度灵活掌握。初次见面者，一般应控制在3～5秒，最长不超过30秒，切忌握住异性的手久久不松开。即使握同性的手，时间也不宜过长，以免对方尴尬。但时间过短，会被人认为傲慢冷淡，敷衍了事。

3.握手的力度　握手时为了表示热情友好，应当稍许用力，但以不握痛对方的手为限度。在一般情况下，握手不必用力，握一下即可。男子与女子握手不能握得太紧。两只手握手叫手套式握手，又叫外交家握手，除非是表示故友重逢，认真慰问，或者热情祝贺，仅熟人之间或关系密切的人可以这样。

4.握手的顺序　握手时标准的伸手顺序，应该是位高者居前，就是地位高的人先伸手。握手的先后顺序为：男人和女人握手一般是女人先伸手；晚辈和长辈握手一般是长辈先伸手；上级和下级握手，一般是上级先伸手。

5.握手的禁忌　握手时间不宜过长，不宜用力过猛，也不宜松松垮垮；不要用左手相握，不要戴手套与人握手，只有女士在社交场合戴着薄纱手套握手才是被允许的；握手时应双目注视对方，切不可斜视或低着头，不要与第三者说话；当手不洁或有污渍时，应向对方声明示意并致歉意；当别人已经比你先伸出手时，应先将自己的手缩回，等别人握完以后再伸出手去。

（五）出行礼仪

涉外交往中经常用到的出行礼仪有行进礼仪、电梯礼仪和出入门礼仪。

1.行进礼仪　当与外国友人同路行进时，若并排行进，遵循“以右为尊”或“居中为尊”，医护人员应主动走到外侧或两侧；若单行行进，遵循“居前为尊”，即医护人员应在左前方侧身引导，提醒陪同对象“小心阶梯”“注意安全”等。

2.电梯礼仪　医护人员陪同外国友人进入电梯时，医护人员应首先进入，并负责控制电梯。离开电梯时，医护人员应最后一个离开。如果由于乘梯人众多，医护人员被迫堵在门口首先出去，也不是失礼的行为。

3.出入礼仪　出入病房时，医护人员通常应为外宾开门或关门。若门向外开，医护人员应首先拉开房门，然后陪护外宾入内；若门向内开，医护人员应首先推开房门，进入房间内，再请外宾进入。离开病房时，若门向外开，医护人员首先出门，然后请外宾出门；若门向内开，医护人员应将房门拉开后，首先请外宾离开，自己再离开房间。

（六）告别礼仪

握手告别是中外人际交往中常规的告别手势。采用挥手告别手势时由客人先伸手。挥手告别手势的正确做法是：身体站直，不要摇晃和走动；目视对方，不要东张西望，眼看别处；可用右手，也可双手并用，不要只用左手挥动；手臂尽力向上前伸，不要伸得太低或过分弯曲；掌心向外，指尖朝上，手臂向左右挥动；双手道别，双手同时由外侧向内侧挥动，不要上下摇动或举而不动。

四、涉外活动禁忌

（一）涉外活动言行忌

1.举止忌　严忌姿势歪斜，手舞足蹈，以手指人，拉拉扯扯，相距过近，左顾右盼，目视远处，频频看表，舒伸懒腰，玩弄东西。

2.隐私忌　严忌荒唐突兀，议论他人履历，女子私事，工资收入，私人财产，衣饰价值，批评尊长，非议宗教，嘲弄异俗等。

3.语气忌　严忌大声辩论，高谈阔论，态度生硬，寻根问底，争吵辱骂，恶言相向。

4.礼遇忌　严忌冷落他人，独谈到底，轻易表态，打断异议，纠缠不止，随意插话，任意辞别。

（二）涉外活动拍照忌

在涉外活动中，人们在拍照时必须不能犯特定国家、地区、民族的禁忌。凡在机场、博物馆、住宅私室、新产品与新科技展览会、珍贵文物展览馆等处，严禁随意拍照。在被允许情况下，对古画及其他古文物进行拍照时，严禁使用闪光灯。凡在“禁止拍照”标志的地方或地区，人们应自觉停止拍照。通常情况下，应忌讳给不相识的人（特别是女子）拍照。

（三）涉外活动卫生忌

1.个人卫生　忌蓬头垢面，忌衣装鞋帽或领口袖口不洁。在正式场合，忌讳挖眼屎、擤鼻涕、抠鼻孔、挖耳秽、剔牙齿、剪指甲等不卫生的动作。患有传染病的人严禁参加外事活动。

2.环境卫生　切忌随地吐痰、乱弹烟灰、乱丢果皮纸屑或其他不洁之物，忌讳把雨具及鞋下的泥水、泥巴等带入室内，忌讳把痰盂等不洁器具放在室内醒目的地方。

（四）西方人日常忌

1.数字忌　忌讳“13”，甚至星期五和每月的13日也被忌讳，认为这些数字包含着凶险。相反，西方人很喜欢“3”和“7”，认为这两个数字包含着吉利。

2.询问忌　忌讳询问别人年龄、工资、家室及其他私事。在老人面前，忌说“老”字。

3.床位忌　严忌把床对着门摆放。

课内实训

【实训案例】 王某，男，80岁，孤老，行动不便，听力减弱。因眩晕来院耳鼻咽喉头颈外科治疗。由于临床工作任务繁忙，医生未能给予细致关怀。护生小刘在带教老师的讲解下得知该患者情况，工作期间去患者身边亲切问候，耐心心理疏导，安慰鼓励患者，答疑解惑，协助护理其生活。根据患者病情需要遵医嘱静脉补液。护生小刘在带教老师的指导下为其静脉穿刺输液治疗，未成功。小刘非常自责，马上向患者道歉。带教老师担心王某责怪护生小刘，想出面解释。没想到，王某不但没责怪，而且主动安慰小刘，向带教老师夸奖她懂礼貌，工作认真，很信任她，要求小刘再为其穿刺。由于小刘前期给患者营造了一个温馨、健康的治疗氛围，使患者得到心理上的满足和安慰，双方产生情感上的共鸣，最终护患关系更加紧密，也增加了患者住院期间的满意度。

【实训目的】 人文关怀是护理的核心和精髓，人文关怀品质是人文关怀行动的前提，培养具有人文关怀品质的护理人才是护理教育的重要任务。知礼、懂礼，给予适当的人文关怀，深化整体护理，有助于工作顺利进展；良好的护患关系是护理工作的基石，礼仪是工作进展的敲门砖，也是提高患者满意度的重要因素之一。

【实训方法】

1. 信息化教学　讲授礼仪的起源和发展，收集有关视频，加深护生对礼仪演变的理解；灵活运用多媒体教学手段，为护生开拓视野、增长知识提高教学效果。

2. 情景演示训练　根据教学内容，带教老师可以创造情景和故事情节，让护生扮演故事中的不同角色。然后护生和带教老师一起点评，加深护生对知识的理解，让护生在展示中学习和提高。

3. 运用任务驱动法的教学　以任务为载体创设情境，运用探究、合作、实践的方式进行自主学习和领会，加深护生对知识点的掌握。同时，不同地区、不同国家的礼仪礼节有很大差异，带教老师通过头脑风暴、小组讨论法的教学方式，在语言礼仪和肢体礼仪沟通模块通过案例分析，发表自己的见解和观点，把不同地域、不同风俗的礼仪融入临床教学当中，让护生在收集议题和观点概述中深入学习礼仪知识。

案例回顾

社会文明程度得到新提高，是我国“十四五”时期经济社会发展的主要目标之一。习近平总书记指出：“礼仪是宣示价值观、教化人民的有效方式。”礼仪作为一种制度规范和价值载体，具有成风化人的教化功能。隐私是私生活的安宁和一些不愿公开被他人所知的私人活动。每个人都有表达自己观点的自由，但在行使言论自由的过程中，可能会对其他人的隐私造成侵害。表达言论的过程中常常不可避免地涉及信息传播。护生通常更为注重对护理技巧的学习，对临床工作中的礼仪了解较少，易忽视礼仪中得体的举止、端庄的仪表以及良好的沟通。护理礼仪修养的形成是文化积累、理念熏陶和经验累积的终身教化过程，任重道远。

对于患者的隐私，护士应当为其保密，不可当作新闻传播，更不应歧视患者。讲“礼”重“仪”是中华民族世代相传的优良传统。礼仪是人们在日常生活及社会活动中逐渐形成的一种行为规范和交往程序，表现为对彼此的尊重、敬意、友好，是约定俗成的、共同遵守的法则。其中，“礼”是指内在的，是指人们对自己、对他人的一种尊重、敬意的态度；“仪”则是指外在的，是指通过一定的方式、动作、事件等所表现出来的“礼”。因此，“礼”与“仪”是相辅相成的，是人们在日常生活和人际交往中所共同遵守的基本道德规范和行为准则。护理人员必须加强自身的道德修养，多学习社会科学和自然科学的文化知识，提高自己的内在素养。护生可通过学习临床老师的规范行为，审视自己的言行、礼仪修养和个性等，树立正确的护理礼仪观。在此过程中，护生不仅可锻炼自身的语言和行为能力，还可提高自身的沟通交流能力，从而有利于降低其在将来从事护理工作时护患纠纷的发生率。

第十章
求职礼仪与沟通

章前引言

我国历史悠久，文化礼仪多种多样。礼仪文化是中华传统文化的重要组成部分之一。这些礼仪传承至今，在人们的工作、学习和日常生活中都发挥了关键性的作用。随着我国社会和市场的发展，在人际交往、文化交流的过程中，人们也普遍更加重视礼仪。对于个人而言，礼仪能够体现个人的道德和修养，是得到他人尊重、在社会中谋求生存的基础。在求职的过程中，求职者必须要重视礼仪，展现自己良好的素质，从而赢得招聘单位的认可和支持。对于招聘单位而言，也非常关注求职者的礼仪，可以“见微知著”，了解求职者的道德素养和精神面貌。

学习目标

1.了解求职礼仪的基本概念。

2.了解求职礼仪的重要意义。

3.掌握求职礼仪的特点与原则。

思政目标

通过对本章内容的学习，深入了解求职礼仪的含义和价值。

案例导入

一名毕业生前往一家单位应聘财务经理，当天下着很大的雨，但她带着雨伞，及时赶到了现场。在等待电梯的过程中，她从自己包中取出一些纸巾，将鞋子上的雨水擦干净，之后将纸巾扔进了旁边的垃圾桶。

在面试的过程中，她和招聘人员的交流非常顺利，最终得到了认可，经理对她说："希望你能够成为我们团队中的一员。"她欣喜万分。经理解释道："首先，今天下了很大的雨，但是你没有迟到，并且仪态端庄。说明你诚实守信，重视此次面试。其次，在沟通的过程中，可以感受到你准备得很充分，在技能等方面都符合我们单位的要求。最后，通过监视器我们看到了你在等待电梯时的行为，你很有修养，做事认真仔细。通过这些细微之处，可以预知你对工作任务一定也是认真负责的，所以我们非常欢迎你的到来。"

思考题

上述案例中的面试者，由于她守时守信的求职态度以及良好的言行举止、个人修养，赢得了宝贵的入职机会。请试想一下，在未来应聘过程中，你将如何赢得招聘单位的青睐？有哪些细节需要注意呢？

第一节 求职礼仪概述

一、求职礼仪的概念

求职礼仪属于公共礼仪的范围，是求职者在求职时与单位方人员进行交流和接触过程中表现出的行为和仪表。一般而言，求职礼仪通过求职者的材料、语言、动作、仪表和服装等方面呈现出来，是求职者专业素质和个人修养的综合表现。

二、求职礼仪的重要作用

（一）体现求职者的文化修养

古人云："腹有诗书气自华。"人的内在素养和文化内涵往往是不同的，对应的行为表现、语言和仪表也存在差异。受教育程度高的人往往有较高的综合素养，能够在和他人接触中表现出良好的礼仪，符合行为规范。同时，他们对礼仪也有更加深入的理解和认识，愿意更加主动地管理和约束自身的行为和语言。此外，求职者应主动分析和掌握不同场合的规定，确保自身的言行举止都符合礼仪规范。通过求职时的礼仪表现，可以看出求职者的文化修养。

（二）体现求职者的道德水准

礼仪可以展现个人的道德水准。在人们日常生产和生活的过程中，行为都受到了道德规范的约束。因此，讲文明懂礼貌的人，可以主动管理自身的行为和语言，从而遵守社会的制度，关心长辈，尊重他人。通过对个人礼仪行为的分析，就可以直接看出其道德素养的高低。对于招聘单位而言，与求职者接触和交流的时间非常有限，因此会重点关注其礼仪，从而掌握求职者的道德水准。

（三）体现求职者的个性特征

在现代社会中，人们普遍具备自己的个性，不同的人在社会生活中表现出了不同的特点，性格也千差万别。比如，一些人非常自信，一些人则比较自卑。对于招聘单位而言，在选择人才的过程中，往往也会重点考虑其个性特征，确保应聘者与岗位是相匹配的。而礼仪行为就可以直接展现出求职者的性格、修养。因此，负责招聘的人员会重点关注职者的礼仪，从而掌握其个性和特征。

（四）促成求职面试的全过程

在单位进行招聘的过程中，不仅仅需要掌握求职者的文化素养和道德水平，同时也要考虑其专业技能和知识。求职者在和单位人员沟通的过程中，要阐述自己的学历背景、知识水平、专业能力和过往经验。而对于招聘人员，他们也会关注求职者的礼仪，分析其是否符合规范。礼仪行为是彼此尊重和沟通的基础。假设一个求职者不注重求职礼仪，招聘者就会认为其不尊重自己，因此不愿意多花费时间与其进行沟通。而对于注重礼仪的求职者，招聘者可以感受到尊重和认可，也愿意多与其沟通，这样招聘者就可以了解和掌握更多的情况，对求职者有更加全面的认识，求职者也容易在面试中脱颖而出，顺利得到录用。

（五）为单位树立形象、创造良好的工作环境做有益的铺垫

随着我国市场和社会的发展，市场竞争压力日趋增长，塑造和维护良好的品牌形象十分重要。只有建立了良好的形象，才能够提升消费者的认可度和满意度，增强单位在市场中的竞争优势。因此，很多单位都非常关注单位形象的打造和维护。在此过程中，单位更加重视对工作环境的维护，提出必须要保持工作环境的安静和整洁，形成科学合理的秩序。而对于单位员工而言，则必须要积极配合相关工作，彬彬有礼，友爱互助，从而营造出更加和谐积极的团队工作氛围，并进一步提升工作效率。因此，求职者必须要对自己的礼仪修养提出更高的标准要求，不断学习，提高自己的综合素养，形成更加积极的精神面貌。在招聘的过程中，求职者的礼仪行为是招聘人员重点考虑的因素。只有符合礼仪规范的求职者，才符合单位的需求，同时能适应单位的团队氛围。求职者在有较强专业技能的基础上，如果有良好的行为表现，仪表端正，符合礼仪规范要求，则会容易得到招聘人员的好感和认可，在加入工作后也更容易融入团队。

三、求职礼仪的特点

（一）广泛性

我国作为人口超级大国，有着极其丰富的劳动力资源，每年都有大量的新增人口、大专院校毕业生源源不断地加入求职大军。在今后相当长的时期里，会有越来越多的人为实现自己的社会价值、为实现人生目标而走进劳动力市场。

（二）时机性

在求职时，必须要掌握有利的时机。一般而言，必须要进行前期的准备工作，充分利用时间进行表达，尤其是面试求职，往往一个简单的第一印象，成败就已成定局。所以，必须要掌握时机，第一次见面时就给招聘人员留下良好的印象。

（三）目的性

招聘、应聘双方目的都非常明确。招聘方的目的是为本单位招收综合实力强的新成员。招聘人员会对求职者的外表、行为、语言等进行评价，从而得到综合的印象，以作为判断录用的标准。对于求职者而言，目的则是展现出自己最好的一面，吸引招聘人员的关注，并留下良好的印象，最终获得录用。

四、求职礼仪的种类

目前，针对求职礼仪的分类，有很多不同的说法。主要可以总结为以下这些方法。

按照交流过程中传递信息的途径来划分：一般为求职过程中的电话礼仪、服饰礼仪、姿态

礼仪、交谈礼仪等。

按照求职面试的过程来划分：一般有求职信的书写礼仪、简历礼仪、见面礼仪、面试应答礼仪、仪态礼仪等。

按照礼仪学的术语来划分：一般为求职者的形象、言行规范、求职礼貌等。

以对求职者的要求形式来划分：一般有前期准备、第一印象、沟通技巧等。

需要注意的是，无论是以上哪一种分类方法，都指导求职者关注礼仪的多个方面，有更加良好的综合表现，从而在应聘中得到认可。

五、求职礼仪的要素

（一）重于得体

单位的职员要始终保持健康积极的心态，高质量完成工作任务。同时，在应对挑战和困难时，必须要保持平静和安稳的情绪，以平常心来对待一切。这样才能够在工作中合理运用礼仪，展现出良好的面貌。因此，求职者必须举止得体，重视自己的气质，行为以及语言都必须要得体，这样才能够得到招聘人员的青睐。

1.恰如其分　求职者虽然必须要重视礼仪，但是不能过度，而要合理约束在一定的范围内。不过分客气，也不过于随便。比如，一些求职者在面试时过渡和招聘人员套近乎、拉关系，看似是讲礼节，反而会导致招聘人员的反感，认为其只会做表明功夫，肯定没有真才实学。

2.合适合规　在表现礼仪的过程中，必须要重视对象以及场合。针对不同的对象和场合，一些行为规范和要求也是不同的。在不同的行业中，也存在特殊的礼仪。比如，针对护理人员，就要做好护理礼仪，从而给患者带来良好的体验，形成更加健康积极的医患关系，得到患者的信任和尊重，从而促使其愿意主动配合各项治疗。因此，对于求职者而言，必须要重点关注这一点。

（二）贵于真诚

任何礼仪都必须要真诚，促使人们感受到内心发出的尊重。只有这样，礼仪才不仅仅是表面功夫，而会展现出人的内心品质，从而给予他人良好的印象。求职者在面试的过程中，必须要始终保持真诚，传达出真实而诚挚的态度和感情，认真回答招聘人员的问题，从而提高对方的好感度。

1.诚于中而形于外　求职礼仪必须要从内心出发，传达出真情实感，并使用自然的言语和行为来进行表达。因此，在培养求职礼仪的过程中，必须要以内外兼修为原则。内在修养是基础，只有形成了内在的涵养，才能够更加真诚。在面试的过程中，求职者必须始终注意仪态，展现出更加积极良好的形象，促使招聘人员感受到尊重。

2.文质彬彬　孔子有言：“质胜文则野，文胜质则史，文质彬彬，然后君子。”求职者倘若只有谦虚等优秀的品质，却不重视外在的行为和语言，则会显得粗野。而如果求职者表面非常文雅，但是实际上内心没有良好的品格，则是非常虚伪的。因此，必须要实现内心和外在的协调统一，展现出文质彬彬，给人留下良好的印象。

（三）基于修养

修养是礼仪的基础。只有形成了较高的道德素养，才能够展现出外在的良好的礼仪行为，做出得体的举止，让人感受到尊重和关爱。

在应聘的过程中，求职者首先要有自信的态度，相信自己能够做好，可以适应工作岗位的需求。这样就可以避免在面试中出现焦虑、紧张等负面情绪。可以尝试用心理暗示法放松：面试前努力全身心放松；面试时多进行深呼吸，保持内心的平静，同时相信自己的能力。在与面试官沟通和对话的过程中，必须始终保持清晰的思路。此外，要放松心情，自信从容，让面试官感受到自己良好的素质和涵养。

（四）要于尊重

我国自古以来就非常重视礼仪，在社会生活的过程中，人与人之间要彼此尊重和理解。“敬人者，人恒敬之”等俗语都指出，人们要互相尊重。

1.自尊　自尊是个人对自己的尊重和关爱，只有相信自己，尊重自己的内心秩序，明白自己的优势和不足，并且自强的人，才可以同时也获得他人的认可和尊重。在知道了自己的不足后，要进行自我反思，从而不断进步。古语有言：“吾日三省吾身。”人必须要经常反思自己，分析自己的语言和行为，从而不断发现自己目前的不足。同时，要不断完善自己的思想观念，并且在长期学习和探索中建立自信，克服羞怯心理，相信自己有能力做好。此外，也要不怕困难，积极面对各个挑战，不断总结经验，从而改进自己，不气馁，不放弃，这才是尊重自己、尊重职业、尊重未来的切实要素。

2.尊人　尊重他人是我国自古以来的美德，也是待人接物的基础要求。在应聘的过程中，求职者不仅仅要重视自己的需求和想法，同时也必须要考虑单位的想法，做到换位思维，重视双方的诉求。在此基础上，将心比心，尊重他人，理解他人。求职者要始终面带微笑，和他人维持积极的互动关系。在进入单位后，要尊重各位工作人员，做到彬彬有礼，展现出自己良好的品格，千万不可傲慢或者无视他人。只有尊重他人，谦虚诚恳的人，才能够得到他人的认可和欢迎。

（五）严于自律

自律就是严格要求自己的行为和语言，加强自我管理和约束。

1.慎独　人要严于律己，认识到自己的不足和缺陷，在社会生活中严格要求自己，保障自己的言行都符合规范，表现出良好的礼仪，形成良好的印象，以期获得他人的尊重和理解。对于求职者而言，必须要加强对自我的管理和约束，避免出现令他人感到不悦的言行。例如，在整个求职面试过程中，回避私生活等。

2.时时事事留心　求职者在应聘的整个阶段都必须要重视礼仪，无论是填写个人简历、参加面试，还是后期的就业合同签订，各个环节都要重视礼仪，关注细节。比如，在搭乘电梯的过程中，如果遇到了工作人员，必须要向他们问好，表达自己的关心和尊重，不能够无视他人的存在。再如，在签署了合同后，一些求职者就表现出了过于骄傲和亢奋的心理，这会让人觉得无礼。在面试结束后，求职者也要保持谦虚和平静的心情，尊重当场的其他人，重视对一些细节的处理，从而给人留下良好的印象。

第二节　书面求职礼仪与沟通

一、求职前的准备

（一）生理和心理准备

1.健康的体魄　良好的身体素质是开展各项活动的基础，也能够展现出一个个健康积极的面貌。因此求职者平时要养成健康的生活方式，积极地参加锻炼，给人以精力充沛、健康向上的精神风貌。

2.充足的信心　自信的人会坚定自己的选择，对自己提出更高的标准要求，愿意主动迎接挑战。对于应聘者而言，必须要相信自己可以胜任工作岗位，可以不断发挥自己的潜力，并在工作中始终保持积极性和热情。只有这样，招聘单位感受到求职者的热情和活力，才愿意提供工作机会。在工作的过程中，往往存在一些困难和挫折，此时不能够过分自责，而要保持自信，同时积极总结经验，不断学习和改进。自暴自弃，或者不思进取，这些都不利于自我推荐。

3.顽强的意志　决定事业成功的核心因素是个人的意志。俗语“有志者事竟成”就指出，人只要树立了坚定的信念，就可以做好任何事，取得最终的成果。对于任何行业领域中的人，为了获得事业的成功，都必须要有坚定的意识，不断改变自己的缺点，提高自己的综合能力，在目标明确的基础上，不断坚持和努力，从而始终朝着自己的目标前进。对于求职者而言，如果具备顽强的意志，也可以有更好的综合表现，吸引招聘人员的关注。求职者要提前做好规划，对单位的文化、特点等进行分析，从而把握时机，在面试的过程中充分展示自己的优点，证明自己与岗位的匹配。这样才能够脱颖而出，得到聘用。

（二）专业能力的积累

对于单位而言，所招聘的人员必须要具备较强的专业能力，从而符合岗位的要求，以更高的质量和效率来完成工作任务。因此，在学校期间努力学习、培养精益求精的学术作风，同时注重技术技能的训练，可以给人以较好的专业素质形象。同时，求职者要锻炼自己多方面的能力，成为一个有较高综合素养的人才，这样才有望抓住发展的机遇。因此，培养以下这些能力十分关键。

1.主动学习能力　随着社会和时代的发展，要求人们必须更加主动地获取知识，学习新的技术和理论。因此，要合理设置学习目标和任务，科学制订学习的方案和计划。同时，也要培养资料查阅、问题分析、主动学习等方面的能力。这样才能够提升学习的效率和质量，获得更多的理论知识，掌握更多新的技能，从而适应社会的需求。

2.实际动手能力　在开展工作的过程中，往往现实条件是较为复杂的，因此必须要具备较强的实际动手能力，从而能够适应多种任务的要求。假设只有理论知识，而不具备动手操作能力，就无法符合单位的要求。

3.社交与协作能力　随着社会和市场的发展，单位的部门更多，在工作和生活的过程中，人际交往变得更加重要和频繁。对于职员而言，必须要和上下级达成良好的关系，从而便于工作的开展。只有处理好与同事之间的关系，才能够营造出和谐积极的团队工作氛围。

4.开拓创新能力　在日常工作的过程中，员工要具备创新思维，不能固步自封，而要积极进行探索和尝试。开拓创新能力要求员工不断应对挑战，表现出工作的潜力，更加主动接受和学习新知识，掌握新的技术和手段。这样才能够提升工作的质量和效率，符合单位发展的需求。

（三）仪表仪容的准备

1.个人形象六要素　在面试之前，求职者必须要对个人形象进行整理，保持仪容仪表的干净整洁，同时行为举止要文雅。这样才可以促使面试人员产生良好的印象。具体而言，个人形象涉及以下这些要素。

（1）仪表：即人的外观，要求个人外表干净，不能有异味，要展现积极活泼的精神面貌。

（2）服饰：服饰是个人形象风格的展现。在面试时，必须要重视服饰的搭配，要符合自己的身份、年龄，从而展现出端庄和谐的形象。同时，还要注意到的是，在搭配服饰时，要注意与岗位性质相协调，从而获得面试人员的认可和好感。

（3）表情：表情是人的第二语言，传达出了人的内心思想和情感。因此，表情和动作、语言必须要协调，展现出自然、友善的面貌。友善是个人修养的体现。配合语言与对方进行良性互动，有利于平等沟通。

（4）举止动作：举止和动作是个人内心世界的体现。在面试的过程中，必须要始终保持自信，同时动作要文雅，符合礼仪规范，不宜做奇怪和哗众取宠的行为。

（5）谈吐：在能够听清的前提下，要保持较小的声量，从而体现出自己的谦虚。声音要悦耳，避免出现压迫感，同时要注意交流的内容。言为心声，所思所想应符合当时的情境和场合。注意使用礼貌用语。

（6）待人接物：有三个基本事项，第一诚信为本，第二遵纪守法，第三遵时守约。对于求职者而言，仪表和服饰是非常重要的，往往直接影响了招聘人员的第一印象。目前，很多学者和专家的研究也指出，在与陌生人第一次接触的过程中，仪表、服饰往往会直接决定人们的第一印象。因此，必须要重视这些因素，从而展现出良好的形象，在面试中脱颖而出。

2.仪表形象的基本原则

（1）仪表修饰的原则

1）适体性。穿着舒适，不宜过度挤压，使人喘不过气。同时，服装要与身份、年龄、职业、所在岗位相匹配，从而体现出自己的修养和文化内涵。

2）整体性。不同的服饰之间要相互配合，协调一致，展现出整体的良好形象。

3）适度性。不宜过度修饰，要追求一种自然适度的效果。如果服饰过于复杂，反而会引起人们的反感。

4）TPO原则，基于工作的时间（time）、地点（place）和场合（occasion）来选择不同的服装和修饰，从而符合不同工作任务的要求。

（2）求职的着装原则

1）大方、整洁。在面试的过程中，所穿的衣服要尽量朴素，展现出一种大方的形象。同时，要保持衣服和服饰的干净和整洁，避免油腻和邋遢。此外，女性求职者可以适度化妆，但是不能够浓妆艳抹。只有将外在的修饰控制在合理的范围内，才能够得到招聘人员的认可和喜爱。否则，如果不修边幅，或者过度修饰，则会导致招聘人员的反感，影响了第一印象。尤其是第一次求职的人员，比如刚毕业的大学生，往往不具备经验，较为紧张。此时，就必须更加重视自己的仪表，通过服装等外在的修饰展现出大方的形象，从而争取他人的好感。最后，还必须要重视对细节之处的处理，如头发、指甲等。综上而言，必须要保持干净清爽，同时展现出良好积极的精神面貌，从而展示良好的第一印象。

2）突出气质和涵养。

3）适合职位和单位环境，穿着要符合岗位的要求，与单位整体环境和氛围相协调。

（四）求职资料的准备

求职资料要符合完整性和真实性的要求，其中应包含基础信息，比如年龄、学历背景等；同时也应包含专业技能、工作经验。为了吸引招聘人员的注意，必须要在最短的篇幅内强调个人的优势和能力。只有准备好了应聘材料，才能获得前期的机会。因此，求职者必须要重点进行资料的准备工作。

二、求职信

（一）求职信的基本原则

求职信是最常见的材料之一。对于单位而言，可以通过这一资料来掌握求职者的基础信息、技能水平。因此，必须要重视该材料。在书写的过程中，求职者必须严格遵守以下原则。

1.诚信原则　求职者在求职中要遵循实事求是的原则，提供的求职材料内容要真实，特别是自己的经历、学历、成绩、奖罚情况等应如实填写，不能弄虚作假和自吹自擂。

2.规范性原则　求职活动是较为严肃的，需要经过层层选拔。因此，必须要保证资料符合规范，内容完整，形式简洁，并展现出个人的礼仪和谦逊。这是求职礼仪最基本的礼貌。

3.灵活性原则　针对不同的单位，要明确其不同的特点和要求，从而准备对应的求职材料，以获得招聘人员的认可和好感。

（二）求职信的写作方法

1.标题　求职信的标题是非常简洁的，一般情况下，在第一行中间位置写上“求职信”即可。

2.称谓　称谓在标题的下一行，顶格写上接收求职信的单位名称或者相关负责人员的姓名。名称后也可以根据实际情况加上“先生”“女士”等称谓。

求职信的特殊性在于，求职者和招聘人员之前并不认识，因此必须要尽量严谨和规范，避免出现误解。

3.正文　正文在称谓的下一行，空两格后开始书写具体的内容。一般而言，正文是求职信的核心部分，因此文字内容较多。为了便于浏览和查看，必须要分段书写。

第一，清晰阐述个人求职的原因。首先，要全面介绍个人的基础情况，具体包含姓名、年龄、毕业院校、专业等。同时，也要说明了解单位招聘的渠道。如：“我叫××，男，今年22岁。毕业于某某学校的某某专业。我从某某招聘网站上了解到了贵单位正在招聘，因此前来应聘。我的专业和该岗位相符，同时个人工作能力和经验也符合要求。相信贵单位可以慧眼识人，让我加入工作团队中。”这就是正文的开端。其功能是对个人的基础情况进行说明，必须尽可能简洁，避免文字内容过于复杂。

第二，重点阐述对所招聘岗位的看法，自己的个人能力和技术。其中，必须要突出和强调自己的优势，从而与其他求职者之间形成差距。如：“我在2022年6月毕业于某某学校某某专业，在大学学习和生活期间，我始终保持着良好的行为习惯。在认真学习本专业的基础上，我也锻炼了多方面的能力，并利用课余时间阅读了很多领域的专业知识，拓宽了自己的知识视野，也形成了更强的学习能力和适应能力。在目前的市场中，非常需要有多方面能力的综合性人才，这样才有利于单位的长远发展。通过勤奋努力地学习，大学四年连续荣获校级奖学金一、二等奖。在学习的同时，我也参与了很多活动，在学院剧本的演讲比赛中多次获奖。同时，我也非常关心同学，向他们提供了很多帮助，老师和同学们都对我非常信任。我的实习经验也较为丰富，得到了单位领导的好评和认可。我认为，在一个工作岗位上发挥自己的能力，付出辛苦与汗水，是个人价值的体现。今后我将不断努力，争取做到最好。”这段内容态度非常诚恳，同时也全面说明了自己的经历，在学习以及生活中的表现，并且突出了个人的能力和品质。对于招聘人员而言，就可以掌握求职者的实际情况。

第三，提出盼望。如：“希望贵公司可以提供一个面试机会”或“盼望您及早答复”等。以这段文字作为结尾，可以展现出求职者对于单位的热切愿望，说明自己获得岗位的信心。这样就能够给招聘人员留下良好且深刻的印象。

4.结尾　另起一行，空两格，写上祝语或此致等。

5.署名和日期　落款位置写上姓名和日期。

6.附件　附件也是求职信中非常重要的部分。对于求职者而言，可以在附件中添加一些证明材料和文件，从而说明自己的能力，学历证书、各个考试的证书、实习证明材料等。在添加附件之后，要对其内容进行说明，注明材料的名称。如附件1××××、附件2××××、附件3××××等。通过添加附件，可以提高信息的可信度，从而使招聘人员更加信任求职者的才华和能力。

例：护士求职信范文

尊敬的领导：

您好！

首先，非常感谢您抽出宝贵的时间，希望您可以看完这一封诚意满满的求职信！

我叫xx，来自xx学院xx系，是20xx届的毕业生。我在xx招聘平台上浏览到了贵公司的招聘信息。我认为我的个人能力和经验与该岗位是匹配的，因此怀着对未来的期待，特向您呈上我的求职信。

在大学学习和生活的过程中，我始终严格要求自己，不甘于平庸。在生活中，我乐观自信，愿意主动帮助同学和朋友，得到了身边人一致的认可和喜爱。同时，我的社交能力也较强，很容易与他人打成一片。在学习上，我非常努力，不仅仅学习了本专业的知识，同时也花费了很多课外时间，掌握很多不同领域的理论和知识，丰富了自己的视野，完善了知识结构，也得到了很多的感悟。我还积极参加各项集体活动，得到了上级领导、老师及同学们的高度好评。因此，我的综合素质能力较强。在目前的市场中，单位的竞争压力不断增大，必须要吸引更多的高素养人才，才能增强单位的核心竞争力。相信我的加入可以进一步补充单位的人才力量，助力单位在市场中的长远发展。

在xx单位实习期间，我得到了很多同事的帮助和指导，同时我也对自己提出了很高的要求。通过实习，我掌握了很多实践经验。在此期间，得到了患者的信赖及带教老师的高度好评，同时深刻地体到会“爱心、细心、耐心和责任心”对患者的重要性。现在，我已经有了一些临床经验，非常符合该岗位的要求。

今年x月，我已参加全国卫生执业护士资格证考试并且已通过，于x月底领取了毕业证。来自普通的院校普通的我却有着顽强拼搏、积极进取的心态，希望能够在工作岗位上创造价值，取得个人的进步，推进单位的发展。我充满信心，愿意主动迎接各种挑战。今后，我也将更加严格管理和约束自己，以更高的质量和效率来完成工作任务。

尽管在众多应聘者中，我不一定有最强的综合能力，但我一定是最努力的。在工作中，我将始终保持责任感和奋斗的精神，吃苦耐劳，不言放弃。幼鹏展翅，尚需海阔天空。给我一个机会，还您一份满意。最后，感谢您花费时间，殷切希望您可以提供给我一个面试的机会。在此许下承诺，如愿被录用后，我将在工作岗位上不断努力，奉献自己，发挥自己的潜力。

此致

敬礼！

自荐人：xxx

20xx年x月x日

三、个人简历

在个人简历中，核心的部分是个人情况、求职目标、能力说明、附件等。

（一）情况介绍

包括姓名、性别、学历背景、联系方式等。在书写的过程中，要认真仔细，避免出错。通讯地址要详细填写，联系方式要准确无误（最好是自己的手机号或住宅电话），并注意随身携带手机，如果有邮箱可一并将邮箱账号告知用人单位，以便能及时取得联系；个人简历一般要求应聘者附贴一寸免冠照片，照片最好是近期职业照，不可随便贴生活照，以免给人不重视、不严谨的感觉。

（二）求职目标

用简洁、清晰的几句话来说明自己希望谋求的工作岗位，在书写内容时尽可能充分体现个人在该方面的优势和专长，以增加被录用的机会。本人的专业能力、工作经验是其中的核心部分。书写时也必须要展现出自信的态度，提高文字内容的说服力。

（三）附件

为了全面展示个人信息，必须要添加一些附件，从而证明以上文字内容的真实性。比如，毕业证，相关考试的证明材料（英语水平证书等），实习的证明材料等。

第三节　面试礼仪技巧

一、面试语言礼仪

语言是信息传递最有效的手段。在面试过程中，面试官有着丰富的经验，通过与求职者的沟通和交谈，可以迅速掌握其个人情况，分析求职者是否符合岗位的要求，在很短的时间内做出初步的判断。因此，求职者必须要保持良好的语言礼仪，有谦逊的态度，在交流的过程中必须要尊重面试官，保持镇定和沉着，并且诚实回答，不能自乱阵脚。

（一）面试交谈的主要目的

在面试的过程中，面试官往往会重点关注求职者的这些素质，具体如下。

1.仪表风度 观察求职者的外在形象、服装穿着、动作和语言，从而得到第一印象。

2.专业能力 通过与求职者的沟通，掌握其专业技能水平，从而判断是否与岗位需求相匹配。

3.工作经验 分析求职者过去是否有相关的工作经验，在其他单位的表现如何，分析求职者在工作中的能力。

4.口头表达能力 考察求职者在面试过程中是否可以清晰表达观点，是否可以与他人积极进行沟通，是否掌握一些沟通的技巧。

5.反应与应变能力 考察求职者在回答问题时是否可以迅速反应，是否有机智和恰当的应对。

6.分析能力 面试官通过提问，分析求职者是否有较强的问题分析和逻辑思考能力，是否可以洞察到问题的本质。

7.人际交往能力 通过询问大学期间的社会活动，判断求职者是否有良好的人际关系，了解其人际交往倾向和与人相处的亲和力。

8.承压能力 考察求职者在工作中遇到困难、挫折及个人利益受到损害时，是否能够勇于承受、正确面对及理智解决，而不会因为情绪波动影响工作。

9.工作态度 通过沟通，掌握求职者在实习中的工作心态，对待工作是否认真负责，是否有奋斗和拼搏的活力。

10.求职动机 掌握求职者前来面试的目的，想要在单位获得的价值。通过沟通和交流，明确求职者对岗位是否有兴趣，分析求职者的个人追求及发展目标。

11.兴趣与爱好 了解求职者爱好的活动与嗜好，判断求职者的性格以及对工作产生的影响。

12.思想道德修养 面试官也会重点考察求职者的思想道德修养，分析其是否与单位团队匹配。

在与面试官沟通的过程中，必须要始终保持谦虚、尊重的态度。同时，要以镇定、冷静的情绪来回答问题。此外，也要结合单位文化、岗位的特点来灵活应对，从而给面试官留下一个良好而深刻的印象。

（二）学会在面试中交谈

面试中的交谈是影响求职成功的关键，但要把话说好也确实不容易。在人与人交流的过程中，必须要掌握一定的沟通技巧，从而使得双方都感受到尊重和平等，营造出一种和谐积极的氛围。具体而言，在面试的过程中，必须要做好以下这几点。

1.要有分寸 弄清哪些该说，哪些不该说。尽量不要说些讽刺性的话语，如：“贵单位的福利不好”“我觉得工作时间太长了”等。

2.不说废话 在面试时，面试官需要面对很多的求职者，因此他们的时间和精力都是非常有限的。所以，必须要避免一些废话，只需要重点强调自己的优势和能力，这样才能够吸引面试官。此外，在沟通的过程中必须要严谨，同时逻辑清晰，与面试官进行有效的交流。

3.学会寒暄　初次见面，为拉近距离或者打破尴尬，都需要相互寒暄一下。人们之间的寒暄不单单只是相互致以问候，还应从有限的接触中寻找双方感兴趣的话题，由此来拓展。在此过程中，要多赞美对方的优点，让他们开心和高兴。这样就可以迅速拉近人与人之间的距离，提高好感度。

4.善用幽默　幽默不但能使自己魅力无穷，而且还能使他人也感受到更多的生活乐趣。幽默的语言可以让人卸下防备，愿意多花费时间来进行沟通。同时，对话双方也可以缓解压力，形成一个更加和谐的沟通氛围。

二、面试行为礼仪

细节决定成败。面试中求职者的行为表现将是面试官观察和判断其个人基本素质的重要方面，面试官可以通过观察求职者在面试过程中的各种行为表现，对求职者的修养有一个初步的判断。因此，求职者应该十分注重面试中的每一个环节。影响求职者是否被录用的关键，就在于能否注意到言谈举止中的细节。

（一）提前到达

面试最忌讳迟到，就算有再多、再客观的理由也不会有人听，没有时间观念的人是不会受人欢迎的。因此，面试前必须要提前10分钟到达现场，从而迅速调整好自己的情绪，避免紧张和慌乱，整理好自己的思路，熟悉自己携带的相关资料，以免使用时惊慌失措。

（二）礼貌进门

进门是求职者在面试官面前展示的第一个动作，也是整个面试过程的起点，是非常重要的一个环节。如果门是关上的，首先需要礼貌的敲门，用力不可太大，也不要轻的令里面的人无法听到，当得到“请进”的允许后，方可进入室内。之后，必须要随手关门。针对大门敞开的情况，在进入之前也要轻敲下门，同时询问“我可以进来吗？”在得到允许后才能进入。

进门后要昂首挺胸、神情自然并且面带微笑，要精神抖擞、步伐坚定、姿态自然地步入房间。如果室内人多，可说“各位好”并配以目光致以问候，或者点头微笑。如果只有一位面试官，则以目光注视，问候“您好”；如果对方在自己之前伸手，则要走上前去，握手后也要问候并送上自己的祝福。

（三）握手礼仪

在面试的过程中，很多面试官观察握手的情况，从而分析求职者是否自信和大方。握手时需注意以下情况。

1.握手前一般需要将手套摘掉，保持手心干燥，手部干净，以右手握住对方右手为宜。

2.用力适度，不可用力过大，也不要因害羞而轻飘飘握住对方，无力的握手常被认为是缺乏自信和不够诚恳的表现。一般以对方握手的力度回应对方为佳。只要你坚定有力、用心把握，对方定能体会到你的诚意与自信。

3.握手的时间把握在2～3秒为佳，但也不要不顾对方感受刻意抽出。一般情况下，右手单握对方右手更加符合专业礼仪，当然对方伸出双手，也需要用双手回应。

4.握手时，眼睛要注视对方，不能够偏移视线，同时要做出适当的问候。

（四）落座礼仪

在面试官示意后，求职者才可以坐下。在坐下之前，还需要考虑是否要调整椅子的位置，以避免与面试官的距离过近或者过远。就座和离座都要严格遵循左进左出的原则。针对携带了背包的情况，要将背包放在背部和椅背之间。正确坐姿应全身放松，保持身体自然前倾，以表示尊重对方、认真聆听。

双手要自然放置在膝盖的位置。需要注意的是，不要紧握或玩弄手指、衣物，手不要放在背后，更不要双手环抱在胸前，以上行为都显得很不礼貌，不尊重对方的表现。

双腿要自然下垂，并保持平行的姿势，不能够过度前伸或后缩。女生如果穿着裙子，则要双腿合拢。男生则可以适度分开双腿，一般不超过双肩的距离。

（五）肢体语言

肢体语言是个人内心活动以及心理情绪的反应，体现了个人的修养和礼仪。求职者应有意识的控制肢体动作，消除负面情绪，减少通过肢体语言来传递不利于自身的相关信息。如果求职者控制不好肢体，很可能会传递出以下信息：

1.抓头、挠耳、揉眼、摸鼻子这些小动作将透露出求职者内心紧张、烦恼、不解和困惑的情绪。

2.双手不停摆动或环抱于胸前，则说明求职者很焦虑和抗拒。

3.有些求职者说错话后，喜欢用手猛地捂住嘴巴，或者扮鬼脸、伸舌头，这都会让面试官感觉求职者是个小孩子，无法认同其是个成人。

如果面试过程中因为身体原因想打喷嚏、清喉咙，也应在做过之后表示歉意，以获得面试官的谅解。否则肢体上的小动作完全可能把求职者精心准备的一切努力都付诸东流。在面试过程中要控制好肢体其实也很简单，关键在于保持自然放松的状态，使自己以冷静沉着的状态面对一切。

（六）面部表情

面试是一个展示求职者的舞台，求职者应该全身心地投入其中，需要展示时激情演绎，需要配合时则要做一个好配角、好观众。首先要放松面部表情，以自然的神态积极回应面试官的每一句话。其次，要将充满自信、激情的表情和眼神传递给面试官，将遗憾、担忧、愤怒等负面情绪隐藏起来。最后也最重要的是保持微笑，不仅能增强自己的自信心，也能引起面试官的注意和好感。

三、面试情形概述

（一）认识面试

不同行业的单位在开展面试活动的过程中，往往会设置不同的方案。目前较为常见的面试类型有个人面试、笔试、集体面试等。

1.个人面试　由面试官对求职者进行单独面试，这种面试类型是大部分单位经常选择的形式。

2.笔试　一般分为三种：一是英语水平测试；二是专业知识测试；三是基本素质测试。笔试的目标是对求职者的专业能力进行检查，分析其是否掌握较多的专业理论知识，是否有较强的问题分析和处理问题。通过对笔试成绩的分析，可以判断求职者日常的学习情况和专业技能水平。

3.集体面试　是一个小组同时进行面试的一种模式，这样的面试要求求职者具有较高的现场应变能力。面试官的问题可能相同，如果求职者首先回答，可以占据一定的优势；如果是在后面回答，只要不与他人雷同，有独到的见解和想法，依然可以从集体面试中脱颖而出。所以，在集体面试中表现出个人的差异性是很重要的。

4.小组讨论　这一形式还可以进一步细分为主题讨论、无主题讨论这两类。通过小组讨论，可以判断求职者在短时间的决策能力、对问题的分析能力、领导能力、沟通能力及团队协作能力。

5.会议面试　是让求职者参与到会议之中，通过会议中的讨论考察求职者的知识储备和思维方式，即分析、判断和解决问题的能力。

（二）网络求职方式

网络求职是一种基于互联网技术，可以对远距离的异地求职者提供便捷和好处的求职方式。初入社会的求职者，在进行网络求职时既要注意信息的真实性，同时要掌握如何在网络上展现自己的能力。

1.求职网站较多，一般有这些类型：政府网站、求职网站、门户网站和企业网站。政府网站的特点是发布的消息权威，供求信息安全系数大，操作也较规范。例如各省市人才网等。专业求职网站的特点是信息量较大，但是供求信息的真实度却相对较低。例如智联招聘网等。门户网站可为求职者提供一定程度上的指导性意见。例如网易、新浪、搜狐等。企业网站的特点是供求信息准确，招聘岗位和条件清晰，同时介绍了本单位的单位文化和产品信息。

2.网络求职的准备工作　首先是要确定求职方向与区域，有的放矢。其次准备好一份纯文本格式的电子个人简历以及一个能方便联系的个人电子邮箱。最后统一记录并保存好，如曾经求职过的网站地址、用户名、密码等信息。

3.网络求职技巧

（1）选择网速流畅的时间进行求职。

（2）留意网站首页公布的信息，既利于查找，也是最新的供求信息。

（3）及时联系，避免被其他求职者捷足先登。

（4）及时整理信息，以便于筛选或做累积经验的材料。

（5）确定目标、持之以恒。网络求职的成功率虽然较低，但真的确定好目标后，持之以恒的关注与努力有时也能找到适合自己的工作。

（6）避免在同个单位应聘多个不同的岗位。一个专注的求职者才能等到青睐。

（7）电子简历与求职信要简单明了，直奔求职主题。

4.规避网络求职风险　由于社会比较复杂，求职者在网络求职过程中一定要有防范意识。

（1）拒绝缴纳各种名义的费用。

（2）不轻易许诺到外地上岗。

（3）掌握劳动法规与相关政策。

（4）谨慎签订劳动合同。

（5）多方调查单位背景。

（6）被骗应立即报案。

四、面试中的注意事项与成功因素

（一）细节决定成败

面试是一个细节决定成败的过程，因此在面试过程中必须万分小心，主要需要注意的事项有以下几点。

1.不要冷场。在面试过程中一定要有随机应变的能力，短暂的冷场很有可能是面试官在考验你的应变力。

2.不要打断或者引导面试官的话语或者思想。无论是话语、表情或者动作都不能表现出打断或引导面试官的意思。

3.不要过多解释或抱歉。求职中，如果确实因事需要解释或道歉，只要诚恳地说明理由就行，不必反复解释，更不能胡编乱造。

4.不要胡搅蛮缠。不管是什么原因造成没有录用，都应以平和的心态接受，如果确实有充分的理由，应该礼貌地陈诉清楚，切勿胡搅蛮缠。

5.不要当面询问面试结果。无论是何种面试过程，都不可在面试结束时直接询问结果。这不但是一种个人修养，更是一种人格上的自重。

（二）成功面试的八大因素

1.具有积极主动的态度。

2.具有好学精神，没干过的工作能很快掌握并胜任。

3.具有诚实守信的优良品质。

4.具有良好的人际交往能力。

5.具有团队合作能力。

6.具有正确的态度，多考虑能为单位做什么。

7.能与面试官默契投机。

8.有自信心。

五、面试中的技巧应用

当代大学生很多都有远大的理想和抱负，但是在实际工作中却缺少脚踏实地、精益求精的精神。所以，必须要始终保持冷静和严肃的态度，避免慌张和消极。同时，也要多关注细节，将小事做好，展现出自己认真负责、耐心仔细的品质。很多时候，细节是成功与失败的关键，在面试中更是如此。面试过程中几乎每个环节都在考察求职者的方方面面。

1.为人淳朴儒雅　很多单位都希望吸引品质淳朴、做事文雅的人才。金利来公司在一次招聘过程中，在路过办公室的走廊上放了很多挡路的扫帚。众多面试者熟视无睹地走过扫帚，自然他们都失败而归。最后，一名求职者把这些扫帚捡了起来，并放在了不影响走路的位置，最终得到了面试官的认可，得到了工作的机会。

2.办事细致周到　在工作的过程中，要认真负责，加强对细节的控制。一个单位领导派遣了两个采购员进行市场调查，分析竞争对手的情况。其中一个采购员仅仅收集了产品价格的数据，而另一个采购员对产品价格、销量、客户满意度等都进行了调查。因此，单位领导更加信任后者，愿意给他更多的提拔机会。

3.善品弦外之音　在面试的过程中，对于不录用的人员，面试官往往也会委婉地告诉他们“相信你可以在其他单位发挥自己的才干”“我觉得你的能力可以尝试向更大型的单位投递简历”。此时，就要明白话语中的弦外之音。

4.言语、神态要恰当　在面试的全过程，求职者都必须始终保持微笑，展现出良好的精神面貌。同时，也要关注自己的语气、神态，表现一种平静和自然的状态。同时，要尽可能避免在面试开始时就询问工资、福利待遇等问题。这样可能会让面试官认为过度追求经济利益。对自己应聘的职位表现出不热衷的态度，却对其他职位有浓厚的兴趣，这样会降低自己在面试中的成功率。

5.快速进入角色　对于单位而言，一旦出现了岗位人才的缺失，都想要迅速招聘到合适的人，从而组建完善的工作团队。因此，求职者必须抓住这一心理特点，在短时间内迅速阐述自己的能力、经验、与岗位的匹配程度，这样就可以给面试官留下非常深刻的印象。在面试的过程中，求职者要迅速进入角色，展现出自己的实力，从而吸引面试官的关注。

比如，面试官提问：对于一名护士，有较强的理论知识就能够应对日常的工作吗？你有什么想法呢？参考回答：我认为护士必须要具备较高的综合素养，仅仅有专业知识是不足的。一名优秀的护士，必须要有这些特点：

（1）热爱护理事业，可以在工作岗位上不断发挥自己的潜力，愿意主动多花费时间进行研究，改进工作方法和手段。

（2）关心患者，与患者建立友好的关系。

（3）有良好的医德，廉洁清正，不做违反职业道德的事。

（4）有良好的品格和修养。

（5）有较强的专业知识，并且长期主动学习，不断补充自己的理论，掌握更多的学术前沿研究成果，不断提高自己的综合能力和技能水平。这样有助于给面试官留下良好的印象。

6.展示诚信　对于现代单位而言，更加需要的是有良好道德素养的人才。员工在工作的过程中必须要诚实守信，有较强的时间观念，严格依照标准来完成工作任务。同时，与团队中的人相互尊重和理解，营造和谐积极的工作氛围。

例如，面试官提问：手术后护士发现纱布少了一块，医生却认为没少。此时应该怎么办呢？参考回答：首先，护士必须要提出自己的质疑。因为在手术的过程中，出现纱布被遗留在患者身体内的概率是较高的。而一旦发生，就会对患者的健康造成不利的影响，后期的治疗也会耽误很多的时间。因此，必须要始终保持认真负责的态度。此时，护士可以与医生一起再次检查，如果纱布数量还是对不上，则要进行相关处理。通过这样的回答，面试官可以感到求职者有认真负责的态度，同时有较强的逻辑思维能力，可以冷静分析和处理问题。在面对重大事件时，可以保持诚信、严谨的心态。这样就可以赢得面试官的认可和好感。

7.展示工作风格　风格是人们在工作中形成的个人特殊的行为和做事习惯。一般而言，在面对工作任务时，必须要始终保持干练、严谨、考虑周到的风格。这样才可以提升工作的效率和质量，保障工作任务的高质量完成。因此，求职者就需要展现出自己的干练和严谨的做事风格，从而获得面试官的肯定。

8.展示团队精神　在日常工作中，各个员工都需要相互配合协作，才能够形成合力，以更高的效率和质量来完成工作任务。因此，必须要具备团队协作和沟通的能力，体现出团队精神。在现代的市场中，所有的单位都认识到：团队力量能够正确发挥出来，将会取得1+1＞2的效果；反之不仅会延误相关工作的开展，甚至会进一步造成单位资源的浪费，使得单位面临亏损。因此，求职者要展现出自己的团队精神，说明自己的团队协作和沟通能力。这样就可以脱颖而出，有更高的概率被录用。

9.展示知识　随着现代社会和市场的发展，单位对于人才的需求也更加多样化，只有掌握更多领域知识的人才才能够适应岗位需求。因此，在面试的过程中，求职者就可以强调自己的综合知识素养，说明自己掌握了多领域的知识，从而赢得面试官的肯定和认可。

当然，展示知识的时候要注意因时而异。一不能贬低面试官，否则只会给自己带来麻烦；二要适可而止、见好就收，以防别人觉得你在炫耀而产生反感；三要与应聘的岗位相关。如应聘护理岗位，我们可以从以下几个方面加以切入：

（1）对自己优缺点的分析（深刻而客观）。

（2）对应聘岗位的认识（实事求是）。

（3）对个人能力和岗位间关系的认识（说明自己和岗位的匹配性）。

（4）对个人未来工作的展望（创新性和求实性）。

课内实训

【实训内容】分小组开展情景模拟面试。

1. 招聘广告编写　学生将学习撰写吸引人才的招聘广告，包括准确描述岗位要求和吸引人才的职位优势。

2. 个人简历编写　学生将学习如何撰写吸引招聘者注意的个人简历，突出自己的优势、技能和经验。

3. 面试提纲编写　学生将了解如何根据岗位要求和简历编写面试提纲，确定面试问题和评估标准。

4. 面试情况登记表编写　学生将学习编写面试情况登记表，记录应聘者在面试过程中的表现和评价。

5. 面试流程、方法和技巧　学生将了解面试的常用流程和方法，掌握面试技巧，包括积极沟通、展示自信和回答问题的技巧。

【实训目的】本次实训旨在提升学生的就业能力，培养其在招聘和面试过程中所需的关键技能。通过情景模拟面试，学生将能够熟悉招聘广告、个人简历的编写，以及根据岗位要求和简历编写面试提纲的能力。此外，实训还将锻炼学生的人际交往能力、归纳总结能力和语言表达能力。

【实训方法】

1. 分组实践　学生分成若干小组，每个小组选择一个岗位，确定任职资格，并准备相应的招聘广告、个人简历、面试提纲和面试情况登记表。

2. 模拟面试　每个小组将进行模拟面试，其中一人扮演应聘者，其余三人扮演考官，按照面试提纲进行面试。

3. 分析和点评　评委会将对各组的情况进行分析和点评，提供针对性的反馈和建议。

4. 教师点评和总结　教师对整个实训过程进行点评和总结，强调关键要点，并帮助学生进一步提升其就业能力。通过情景模拟面试的实训，推动学生全面掌握招聘和面试过程中所需的核心技能，为就业之路打下坚实的基础。

案例回顾

本章教学案例中的求职者通过出色的面试礼仪展现了自己良好的综合素质，从而赢得了招聘单位的认可。经过学习，相信同学们对未来如何在面试中展现自己有了清晰的答案。

面对面的交流是求职者在求职过程中一个富有技巧的环节，它将求职者的能力、素质、形象和个性等综合地展现在用人单位的招聘者面前。因此，要在短暂的面试时间内更充分地展示自我，就需要应聘者在面试前做好充分的准备。面试过程中简洁流畅的对答、机智灵活的反应、充满自信的展示、得体大方的举止等，都将为求职成功打下基础。

参考文献

[1]秦东华.护理礼仪与人际沟通[M].北京：人民卫生出版社，2019.

[2]李晓乾，苟敏，陈红.护理礼仪与人际沟通[M].上海：第二军医大学出版社，2016.

[3]诸葛慧香，邱智超，张妙兰.护理礼仪与人际沟通[M].北京：中国科学技术出版社，2016.

[4]胡爱明.护士人文修养[M].北京：人民卫生出版社，2018.

[5]许慧玲.护理礼仪[M].上海：同济大学出版社，2019.

[6]林秋红，李林.人际沟通[M].北京：中国协和医科大学出版社，2021.

[7]丁淑珍，吴冰.实用临床护理礼仪与人际沟通指导手册[M].北京：中国协和医科大学出版社，2018.

[8]王红力，胡若男，吴淑君.护理礼仪与人际沟通[M].武汉：华中科技大学出版社，2019.

[9]林俊华，刘宇.护理美学[M].3版.北京：中国中医药出版社，2018.

[10]沈小平，叶萌.多元文化与护理[M].上海：复旦大学出版社，2014.

[11]刘芳印，田建丽.护理礼仪与人际沟通[M].南京：江苏凤凰科学技术出版社，2019.

[12]任小红.实用护理美学[M].2版.长沙：中南大学出版社，2016.

[13]王燕，丁宏伟.护理礼仪与人际沟通[M].北京：科学出版社，2016.

[14]高燕.护理礼仪与人际沟通[M].3版.北京：高等教育出版社，2018.

[15]熊蕊，杨光云，护理礼仪[M].2版.武汉：华中科技大学出版社，2017.

[16]史瑞芬.护士人文修养[M].北京：人民卫生出版社，2019.

[17]张翠娣.护士人文修养与沟通技术[M].北京：人民卫生出版社，2019.

[18]周加李.涉外礼仪[M].北京：机械工业出版社，2017.

[19]任宪宝.实用礼仪大全[M].北京：中国商业出版社，2020.

[20]彭林.中华传统礼仪概要[M].北京：中华书局，2017.

[21]袁涤非.现代礼仪[M].北京：高等教育出版社，2020.

[22]李春.叙事护理[M].赤峰：内蒙古科学技术出版社，2016.

[23]汪翔.社交媒体对大学生人际关系的影响[D].重庆：西南大学，2021.

[24]王福山.论西方礼仪文明思想的发展[J].常州大学学报，2015，16(4)：14-17.

[25]黄辉，刘义兰.叙事护理临床应用的研究进展[J].中华护理杂志，2016，51(2)：196-200.
[26]王泠.肢体语言沟通在老年患者门诊护理中的应用[J].中国继续医学教育，2019，11(31)：180-182.
[27]许瑞.多元文化与跨文化护理[J].甘肃中医学院学报，2002，19(4)：54-55.
[28]杨秀娟，邹树芳.护士职业形象的研究现状[J].中国实用护理杂志，2014，30(32)：65-68.
[29]陈文芳，王静新，蔡文智，等.护士职业形象提升策略的深度访谈[J].护理学报，2010，17(10)：9-12.
[30]熊洪，邹树芳.护士职业形象对护患关系影响的调查分析[J].中华现代护理杂志，2015，21(29)：3521-3523.
[31]王清秀.过程性评价在高职《护理美学》教学中的应用[J].中国实用护理杂志，2021，37(8)：625-630.
[32]曹红，陈卓园园，邓德琴，等.实习护生对影响护患关系因素的认知与沟通满意度的相关性研究[J].中国医药导报，2021，18(36)：158-161.
[33]王香莉，刘玲玉，张才慧，等.新入职护士核心能力现状调查及影响因素分析[J].护理研究，2021，35(8)：1480-1483.
[34]范宇莹，孙宏玉，常广明.高等护理教育呼唤人文关怀的回归——人文关怀护理教育的国内外研究进展[J].护士进修杂志，2019，34(14)：1257-1266.
[35]贾夏，贾启艾.南丁格尔与钱襄的护理人文思想观照[J].护理研究，2019，33(20)：3572-3576.
[36]桑园.涉外礼仪的内涵探讨[J].江西：产业与科技论坛，2021，20(2)：249-251.